Pandémisme ou Les tremblements de l'anthropocène

Esquisse d'une société pandémique moderne

D/2022/4910/35 ISBN : 978-2-8061-0675-9

10 rue du Poirier
B-1348 Louvain-la-Neuve

www.editions-academia.be

Dédicace

À Jeanine Bakinahe Nzana, ma tendre épouse.

À mes enfants, Marc-Nicolas Amougou, Marie Mazarine Atsama Amougou, Gabrielle Alexandrine Amougou.

Merci de prendre avec amusement et amour le fait de vivre avec un solitaire sous un même toit.

Via mon épouse et mes enfants, je dédie aussi ces textes à tous ceux qui, à travers le monde, ont souffert et souffrent encore des effets présents ou passés du Covid-19. Ces effets peuvent être biologiques, sociaux, économiques, politiques ou psychologiques…

Je vous livre ici quelques textes sur le Covid-19. Ils ont été écrits de façon libre, sans encombrements académiques autres que le peu de références que j'ai trouvées utiles pour expliquer certaines choses. Ils ont été écrits comme ils sont venus, c'est-à-dire tantôt d'un esprit léger, tantôt d'un esprit profond, tantôt d'une nuit blanche, tantôt d'un malade du Covid-19, tantôt d'un confiné observant d'autres confinés et tantôt au rythme des événements calendaires du quotidien parasité par la pandémie.

Ces textes vous parlent tant de mon expérience vécue de malade du Covid-19 que de l'observation que j'ai faite à distance de cette pandémie. Ils sont la matérialisation d'un défaut que je traîne depuis toujours. Celui d'être sensible aux choses, aux Hommes et à des expériences au point de ne jamais venir d'un voyage, d'un endroit ou d'une rencontre sans en consigner quelques mots en guise de souvenirs et de regards sur le monde qui s'en inspirent.

J'ai veillé à ce que l'éthique des chiffres de ce livre soit celle qui vous permettra de comprendre chaque texte indépendamment des autres et donc d'être capable de les lire dans l'ordre ou dans le désordre, mieux, dans votre ordre. Le dernier texte essaie de ramasser tous les autres pour tenter une théorisation de ce que j'appelle les sociétés pandémiques modernes.

Bonne lecture.

Thierry Amougou

Ottignies (Céroux-Mousty), 6 mars 2022

Préface
Vivre et mourir en Covidie : quand le néolibéralisme tue…

JACINTHE MAZZOCCHETTI

Dans cet ouvrage, dont il me fait l'honneur de la préface, Thierry Amougou prend prétexte du confinement et de la pandémie de Covid-19 pour penser, analyser, décrire les sociétés néolibéralisées. À partir d'un double regard, depuis la Belgique et l'Europe, depuis le Cameroun et l'Afrique, mais aussi depuis son vécu de citoyen, d'enseignant, de parent, l'auteur interroge et nous interroge : comment en sommes-nous arrivés là ? Comment en sommes-nous arrivés à ce point de décalage entre les besoins humains et les modes de vivre, entre les discours de mobilité, de liberté, de réussite individualisée et les effractions grandissantes du monde, l'essoufflement même des liens et de la vie ?

Composé d'une succession de courts textes, sous forme de chroniques, l'ouvrage nous amène à revisiter l'histoire du capitalisme et du néolibéralisme afin de mieux saisir les racines du mal, en quelque sorte, ce basculement vers des sociétés gouvernées par l'économie de l'accumulation, du profit et, dès lors, de la prédation et de l'extinction du vivant. Tout y passe, avec rigueur et minutie : des industries pharmaceutiques aux intelligences artificielles, de l'ambiguïté de la parole experte à l'enseignement à distance, du besoin de lien et de la peur des autres, de cette confiance perdue. Comprendre d'où on vient, où nous en sommes aujourd'hui, pour peut-être poursuivre, autrement, maintenant. Non pas demain, non pas après, mais dans l'aujourd'hui de nos incertitudes, dans l'aujourd'hui du miroir grossissant qui nous est tendu.

Au travers des paradoxes que recèle le confinement comme mesure politique, l'auteur nous rappelle combien néolibéralisme et État sécuritaire sont liés. L'État qui n'est providence qu'à la solde des banques, comme en 2008, des entreprises, comme c'est le cas actuellement. L'État à la rescousse d'un système économico-politique dont il est devenu un des rouages, un des outils nécessaires, bouée de sauvetage. Système économico-politique qui, en outre, en cas de crise, a besoin de cet organe de coercition pour pouvoir se maintenir. État interventionniste au service du marché, car ne nous leurrons pas, la crise du Covid n'est pas plus également distribuée que la société qui la voit naître. Les spéculations sur la vie, la maladie, la mort, le marché des catastrophes présentes et à venir se portent à merveille.

En Covidie, les covidiens et les covidiennes se meurent de politiques néolibéralisées qui ont ouvert grand le cimetière des fragilisés, rendus précaires face à la violence de la pandémie. De façon fine, ancrée, l'auteur nous invite également à saisir les paradoxes des mesures prises, l'hypocrisie du discours « tous égaux face à la pandémie ». Car si le virus se joue des frontières et frappe parfois au hasard des singularités, ce sont bien les précaires qui furent davantage touchés par la maladie, la mort et par le confinement, aveugle aux conditions réelles de vie. La question des inégalités est centrale dans la pensée de Thierry Amougou, que ce soit au sein de notre société ou à l'échelle du monde, lorsque les non-sens et les violences d'une politique généralisée de confinement se donnent à voir en banlieues, dans de nombreux pays d'Afrique, au Brésil... Mourir de faim ou prendre le risque du Covid-19, ce non-choix est celui que des millions de personnes ont dû opérer quand seules les débrouilles et les petites rentes journalières permettent de tenir.

Si l'auteur nous offre une critique radicale du capitalisme, dont les plus grands travers actuels (spéculations, inégalités, délocalisations, sous-financement des services publics...) ont été mis en lumière de façon explicite durant le confinement, il nous rappelle également combien ce système économique et ses acteurs ont la capacité de se retourner, de renaître, de profiter, de s'engouffrer dans les désastres, et ici, en l'occurrence, « d'exploiter le confinement » comme « opportunité conjoncturelle d'accumulation » en jouant, en créant si nécessaire des raretés sur les essentiels, jonglant de la sorte avec les prix d'offres et de demandes, marionnettes au fil des pragmatismes et des possibles, peu importe leur coût humain et/ou moral. Le texte, fort en images, nous donne à saisir le parallèle sous-jacent entre la « main invisible » et le Covid-19, deux ennemis invisibles qui tuent, non pas chacun de leur côté, mais de concomitance.

Au-delà des analyses sans concession proposées, l'auteur nous invite à repenser en profondeur la société et à imaginer et construire de nouvelles formes de solidarité. Il s'agit d'une part de réinscrire la maladie, mais aussi le soin, dans les rapports sociaux, anthropologiques et politiques. Il s'agit également de réinscrire les asymétries, les logiques de rationalité scientifique dans l'histoire, et de nous rappeler que sciences, chiffres et morts ont par le passé déjà fait bon ménage ; de sortir d'une vision statistique du monde pour retrouver la complexité du vivant, d'une vision cynique du monde, où les personnes âgées, les pauvres, les migrants racisés sont considérés comme des pertes acceptables au profit de la continuité... Il s'agit de sortir des hégémonies, qu'elles soient économiques ou épistémiques, de redécouvrir d'autres éthiques du soin et de la vie, de puiser pour ce faire, non pas de façon opportuniste, mais humble et solidaire, dans les ressources et les connaissances d'autres cosmologies, d'autres modes de gestion des catastrophes.

S'il y a leçon à tirer de ce vécu exceptionnel, c'est celle de la prise de conscience de ce qui importe vraiment au niveau collectif, ce qui permet à la société de bien vivre, comme au niveau individuel. Il y a urgence à se recentrer sur l'essentiel ; à repenser la place de l'économie, aujourd'hui ogresse, aveugle aux réalités de la majorité des populations, désencastrée ; à rémunérer, soutenir, prioriser et reconnaître les secteurs clefs qui assurent le vivre ensemble d'aujourd'hui et de demain : les soins, l'éducation, la sécurité sociale, l'alimentation, l'habitat et l'habiter...

Un livre important à lire et à relire régulièrement pour ne pas oublier trop vite et pour trouver la force des indispensables combats à venir.

Il est des mots comme ça

Le confinement social peut facilement entraîner celui de notre pensée devant l'horreur car le mot devient, plus que ce qu'il signifie, le vaccin préventif contre le Covid-19. On peut donc renoncer à penser le mot, sa dimension politique, spirituelle, sa tectonique politique et ses implications, tellement il devient notre sauveur. Qui veut mourir ? Personne ! Cette pestilence le démontre encore plus qu'aucune autre expérience. Une posologie contre la mort existerait que nous la décrocherions tous et toutes, quelle que soit sa difficulté d'accès, quels que soient les renoncements qu'elle imposerait à nos styles de vie.

Nous avons tous, en contrepartie de la vie, consenti à renoncer à sortir, à pratiquer nos loisirs et nos circulations quotidiennes. Le confinement est ainsi en pratique un renoncement pour un accès provisoire à la continuité de la vie sur terre. Albert Camus avait donc raison en écrivant, dans *Le Premier Homme*[1], « qu'un Homme, ça s'empêche ». Ne devons-nous pas aussi retenir de ce confinement qu'une vie durable, ça s'interdit des choses si nous ne voulons devenir les derniers Hommes sur terre ? Si nous ne voulons pas incarner la « fin de l'Histoire »[2] que Francis Fukuyama considère comme le triomphe du capitalisme et donc de la prédation de l'économie sur l'environnement et la démocratie ?

---

[1] Camus, A. (1994), *Le Premier Homme*, Paris, Gallimard.
[2] Fukuyama, F. (1992), *La Fin de l'histoire et le Dernier Homme*, trad. D.-A. Canal, Paris, Flammarion.

Aux chrétiens, le christianisme propose pourtant une autre vie, celle-là éternelle. Il propose aussi une clé, suivre le Christ. Pourquoi se confiner si nous avons avec nous le Christ ? Pourquoi se confiner si mourir par le coronavirus précipite notre basculement dans une vie éternelle sans aucune possibilité de virus, puisque sainte ? Se confiner pour échapper au coronavirus semble, pour le chrétien, une preuve de sa préférence de la vie terrestre tout de suite à la vie éternelle demain. Cette préférence de l'ici et du maintenant à demain ailleurs semble être le propre de l'animal qu'est l'Homme. Il préfère ce qu'il connaît et apprécie à une promesse qui, quoique séduisante, est de l'ordre de la foi et d'une expérience extraterrestre.

Il est donc des mots comme ça. Des mots comme confinement. Ils nous obligent à devenir contemporains, tellement ils nous exhortent à les penser par le fait qu'ils deviennent incontournables, des instruments politiques et des charpentes langagières structurantes de la vie et de toutes les vies à un moment donné de l'existence. Être un confiné contemporain exige, malgré le fait que le confinement nous protège autant que les autres, de ne pas être ébloui par ses bienfaits sanitaires. Être un confiné contemporain, c'est, suivant Giorgio Agamben[3], avoir la capacité de penser le confinement de façon critique en étant interpellé par les problèmes contemporains qu'il révèle de nos sociétés. Être un confiné contemporain sollicite nos capacités cognitives et de conceptualisation afin de sortir notre esprit de nos quatre murs et de lire le monde depuis notre salon, notre chambre, notre chaise, notre jardin, notre hamac, devant notre ordinateur ou dans notre lit. Être un confiné exige un peu de nous d'être des sorciers africains dont l'esprit peut abandonner le corps

[3] Agamben, G. (2008), *Qu'est-ce que le contemporain ?*, trad. M. Rovere, Paris, Payot & Rivages.

pour observer nos corps et le monde alentour au prisme de cette lévitation de l'âme en quête de l'impensé du confinement : un autre monde possible.

Le confinement est peut-être un retrait par rapport aux flux, circulations et occupations du train-train quotidien. Mais il est aussi et surtout une pression inattendue sur la touche pause de notre enregistreur quotidien. C'est un arrêt sur image, un moment-bilan où l'essentiel de l'existence nous saute aux yeux et nous rappelle nos fourvoiements, nos fausses idoles et autres veaux d'or dont l'importance dans nos vies se relativise subitement…

Qu'est-ce qui est important pour que nous puissions travailler, consommer, nous promener, faire du sport, avoir des amis, voyager et… être heureux ? Le confinement nous prouve que l'important, c'est notre sécurité, notre santé. « J'espère que tu vas bien » est devenu certainement la phrase la plus célèbre entre collègues et dans les échanges de mails pendant cette période. Nos recherches d'universitaires, l'orgueil de nos intelligences académiques, notre recherche de gloire et de reconnaissance par des publications, notre quête de puissance et de réussite par le statut n'avaient plus subitement de sens sans la santé, sans la sécurité, une fois que s'est trouvée mise en danger la vie qui les rend possibles.

Oui, il est des mots comme confinement…

Les choses qu'il révèle poussent l'esprit à se libérer du corps, un corps qui peut le lâcher à tout moment dès qu'il perd sa fonctionnalité organique, un corps qui se rappelle à nous comme étant d'abord constitué majoritairement d'eau et de virus, un corps viral et aquatique qui peut perdre le souffle de vie. Un corps à réanimer et donc une vie à réanimer sont aussi les objectifs du confinement.

Alors, comment être pour avoir ?

L'être est-il plus important que l'avoir ?

Quel avoir nourrit l'être dans ce qui est essentiel à l'Homme ?

Qu'est-ce que le bonheur ?

Entendre les voix de nos frères et sœurs éparpillés aux quatre coins du monde, entendre ces voix nous dire qu'ils sont en bonne santé nous a procuré un bonheur irremplaçable. Le bonheur n'est-il pas qu'une affaire de circonstances ? Le confinement, circonstance particulière, transforme en valeur et en bonheur des choses anodines dont nous ignorions l'importance tellement nous les prenions pour acquis au point d'en oublier le caractère essentiel.

Le confinement traduit une peur de l'inconnu, un camouflage pour mieux surprendre l'ennemi, un masque de notre vulnérabilité, une reconnaissance de la vulnérabilité comme constitutive de notre humanité, une recherche de pureté contre un monde et un corps parasités, une retraite pour mieux affronter le monde. Puisse cette retraite nous aider à mieux le penser !

Oui, il est des mots comme ça.

Des mots qui arrêtent le monde tel qu'il est, qui renouvellent votre image de vous-même, des autres et des rapports aux choses.

Des mots qui (dé)confinent la pensée, décapent le regard, nous débarrassent des poutres dans nos yeux afin de mieux voir les Hommes, les choses et distinguer le superflu de l'essentiel.

Il est des mots qui soignent nos esprits, des mots et des pratiques hygiéniques qui font œuvre de salubrité sociétale.

Il est des mots qui sonnent masques...

Des mots qui changent notre accoutrement quotidien et font de nous des Hommes-chiens, des Hommes à muselière, des parasites ambulants, des porteurs réciproques de mort potentielle et des diffuseurs soupçonnés de miasmes infecteurs qui font des rapports humains des rapports masqués, bouffeurs des sourires qui, très souvent, nous mènent joyeusement l'un vers l'autre.

Il est des mots qui construisent des moments tragiques où les signes de la main, de la tête ou du haut du visage remplacent la belle parole vivante pour dire bonjour, tellement nos corps sont devenus des mobiles de doutes, nos familles de possibles clusters du virus et nos relations sociales des endroits où le malin viral pourrait loger allègrement.

Il est des mots qui sonnent pandémisme, un mode de vie dont les articulations et les orientations sont constituées par la pandémie et les mesures anti-pandémiques...

Bien à vous, ces quelques chroniques qui ébauchent ce qu'est une *société pandémique moderne* dans tous ses états, telle que l'auteur l'a vécue dans sa chair et telle qu'il l'a observée.

Le tremblement de l'Anthropocène

Je ne sais pourquoi, cette nuit, une question saugrenue occupe mon esprit à trois heures du matin. J'ai le sommeil léger et ce n'est ni la première ni la dernière fois que je me réveille à une heure indue. Généralement, je me saisis d'un bouquin, question de faire quelque chose et d'espérer ainsi retrouver le sommeil. Mais à peine ai-je ouvert *La Part maudite* de Georges Bataille[4] qu'une question sur le Covid-19 me vient à l'esprit :

N'est-il pas possible, en dehors de toute considération scientifique, que le confinement soit une cause pertinente des vagues successives du Covid-19 ?

Et puis, qu'est-ce qu'une vague ?

Le dictionnaire Robert enseigne que la vague est « une déformation de la surface d'une masse d'eau le plus souvent sous l'effet du vent »[5].

Ramenant cette définition au Covid-19, le confinement ne peut-il pas jouer le rôle du vent pour le virus ?

Cette question me semble plausible au sens où le confinement entraîne un pic puis une baisse artificielle de l'épidémie par rapport aux pics et aux baisses qu'aurait pu avoir l'épidémie sans confinement, c'est-à-dire dans son évolution normale. Dès lors,

---

[4] Bataille, G. (2014), *La Part maudite* [1949], Paris, Minuit.

[5] Rey-Debove, J. et Rey, A. (dir.) (2012), *Le Petit Robert. Dictionnaire alphabétique et analogique de la langue française*, Paris, Le Robert.

une fois qu'on (dé)confine, le trend naturel bloqué par le confinement reprend sa trajectoire haussière en créant ainsi une deuxième vague qui, en fait, est le résultat d'une évolution normale des contaminations contrariée par le confinement précédent. Le premier confinement donnerait ainsi la première vague, le deuxième confinement la deuxième vague et le troisième confinement la troisième vague et ainsi de suite.

Dans une telle situation, seuls les vaccins et les anciens malades immunisés naturellement ont permis de sortir du cycle des vagues de contamination induites par des confinements qui ne pouvaient arrêter de produire des vagues successives sans une possibilité d'immunité collective. Tout cela est certainement du délire. Celui d'une personne encore à moitié endormie, me dis-je. Mais mon esprit n'est pas convaincu que ce soit complètement le cas...

Il se peut, continue-t-il, que les confinements, malgré le fait qu'ils aient permis aux systèmes hospitaliers de ne pas exploser et donc d'être capables de prendre en charge les malades, jouent un rôle non négligeable dans la forme, la dynamique et l'intensité des vagues de contamination et dans leur formation. Les vagues de contamination au Covid-19 ne sont donc pas que naturelles car vouloir contrôler l'évolution du virus et donc vouloir sauver les populations par une gouvernance sanitaire convertit les vagues de contamination en *trends-artefacts* créés par l'action politique qui, ainsi, agit au moins autant que l'évolution naturelle du virus pour engendrer des vagues différentes de contamination.

Ce processus fait penser à la « créativité de l'agir » développée par le sociologue allemand Hans Joas[6]. Il n'y a pas d'action sans créativité, c'est-à-dire sans que celle-ci ne génère ses propres objectifs et sans transformer le monde dans une interaction entre

---

[6] Joas, H. (1999), *La créativité de l'agir* [1996], trad. P. Rusch, Paris, Cerf.

l'acteur et l'environnement. Il existe donc des variants politiques du Covid-19 différents des variants biologiques liés aux métamorphoses génotypiques du virus venues d'Angleterre, du Brésil, de l'Afrique du Sud ou d'Inde. Notre monde souffre et a souffert tant des variants biologiques du Covid-19 que des variants politiques du virus qui ont participé à la formation des vagues de contamination. Il en a résulté deux combats à mener : l'un contre la vie biologique du virus et l'autre contre la vie politique du virus... Ce second combat s'est avéré plus difficile au sens où il ne se limite pas au confinement et aux mesures liberticides et de sécurisation. Il continue à travers les marches contre le confinement, le chômage qui explose, à travers l'action pour les secteurs d'activités sinistrés, les plans de relance économique, les projets de recherche sur le Covid-19, la politique des vaccins qui impose un sas vaccinal, un marché des vaccins où les pays pauvres sont largués et suscite des questions sur le financement de la recherche sur les vaccins. Financement abandonné de manière conséquente aux marchés financiers et aux entreprises privées...

Ces variants politiques du virus ont, dans le cas de la Belgique, fait naître non seulement ce qu'on peut appeler une *société en bulles* mais aussi une *vie académique du virus*.

La *société en bulles* a consisté à limiter les rencontres entre Belges à des bulles de dix, six ou quatre personnes selon l'évolution des contaminations. Pour la première fois, le phénomène des bulles a quitté les marchés financiers pour intégrer la gouvernance sociale tout en gardant une négativité liée au fait que l'éclatement d'une *bulle financière* est lié à son gonflement inflationniste et entraîne des dégâts sociaux (crise financière, économique, sociale) tout autant que l'éclatement d'une *bulle sociale* (contaminations, crise sanitaire, crise économique).

La *vie académique du virus* a consisté à continuer de faire université en inventant une nouvelle codification universitaire via des codes rouge (université zone interdite), orange (université pouvant être fréquentée par le personnel suivant un respect strict des mesures barrières) et vert (université en fonctionnement normal). La question qui s'est posée a été celle de savoir *comment continuer à faire université quand faire université devient un risque de créer un gigantesque cluster du Covid-19.* Comme dans tous les domaines où la liberté est cruciale autant que la mobilité et l'agglomération, la sécurité a prévalu. Mais des questions subsistent.

Ces questions se sont amplifiées avec la vie scientifico-politique du virus à travers la problématique des vaccins. Le virus et son expansion sous forme de maladie ont donné naissance à *une société pandémique*. Celle-ci se présente comme un nouvel écosystème sociopolitique différent de la société moderne normale et de ses modes de régulation, au sens où il en résulte des statistiques pandémiques dont la manipulation à la fois politique, scientifique et populaire constitue une biopolitique particulière. D'où le fait que la *société pandémique moderne* est une société moderne gouvernée par les nombres pandémiques, dont la signification politique pousse les gouvernants moins à pondérer la vie de leurs concitoyens qu'à sécuriser leurs résultats biopolitiques sur la pandémie. Dans cette perspective, le confinement n'est donc pas un surcroît de valeur accordée à la vie réelle des citoyens. C'est un mécanisme de gouvernance qui vise un bilan biopolitique de façon à ce que l'écart entre la société moderne normale et la société pandémique moderne fournisse des chiffres nécrologiques qui ne soient pas très élevés par rapport à la société moderne normale ou qui soient moins grands que ceux obtenus dans d'autres sociétés pandémiques modernes ayant un même niveau de développement économique et politique que la société moderne normale qui a décidé du confinement.

La *société pandémique moderne* est donc un objet social, politique, anthropologique, économique et géopolitique autre que la société moderne normale. Préserver la vie des Hommes ne peut y avoir le même sens que préserver la vie des Hommes au sens courant de ce terme. La preuve : un Homme qui se fait vacciner sans connaître tous les effets indésirables de son vaccin est jugé anormal en société moderne normale alors qu'il est jugé normal en *société pandémique moderne* où se faire vacciner en sachant que les effets indésirables des vaccins ne seront connus qu'ex post devient un signe de rationalité et de conséquentialisme.

D'où la question de savoir quelle conception de la vie (valeur individuelle ou collective ? politique ou biopolitique ?) l'emporte dans une civilisation occidentale qui autorise l'euthanasie ici et là mais, sous Covid-19, oblige le confinement et les vaccins pour sauver des vies ?

Préserver la vie comme objectif de politique publique des États ne l'emporte-t-il pas, en situation de pandémie, sur la vie sociale réelle, au point de créer une société particulière où la vie que les politiques prétendent protéger avec le confinement et les vaccins obligatoires est moins une vie sociale réelle qu'une biopolitique d'une société mutante induite à la fois par les mutations politiques, biologiques et sociales du virus ?

Comment penser le vaccin comme « un commun sanitaire » dans une société individualiste où les multinationales gagnent de l'argent privé sur les vaccins ?

Répondre aux questions qu'entraîne une société pandémique moderne ne semble pas obligatoirement sécuriser la vie réelle en société moderne normale mais réguler la vie sociétale, politique, géopolitique et économique du virus. Voici quelques autres questions de même nature : quels sont les effets du vaccin sur le système immunitaire d'un enfant qui ne fait pas la maladie justement parce que son système immunitaire prend le dessus sur le virus ? Sommes-nous en train de vacciner les enfants et donc de prendre un risque sur le futur pour eux pour protéger la santé des adultes en leur ajoutant ainsi, en plus du climat, un autre risque biologique sur le monde de demain ?

*

Je me rendors vers quatre heures du matin. Deux heures trente plus tard, à mon réveil, mes sensations sont tout à fait différentes. J'ai la tête lourde comme si je portais un bloc de granite. J'ai d'atroces maux de tête d'une violence inouïe. Je rassemble mes forces, prends mon bain, puis m'apprête à dispenser mon cours à distance. Mais rien ne va. Je sens que je perds mes moyens. Vertiges, courbatures, vomissements et fièvre se sont ajoutés au lot de mes sensations désagréables. Ai-je contracté le Covid-19 ? La question me traverse l'esprit quelques instants. Mais elle en ressort de suite car je travaille à distance depuis des mois, je prends toutes mes précautions de *social distancing* et de protection quand je me rends au supermarché. Mon épouse, professionnelle du secteur de la santé, est scrupuleuse sur les règles barrières...

Je convoque toutes mes forces et achève mon cours à distance. Mais j'appelle tout de suite mon médecin car ça ne va pas du tout. Je tremble déjà de tout mon corps, l'Anthropocène est saisi de tremblements. Des ondes successives de froid traversent mon corps de long en large. Alors que je suis au téléphone en attente du médecin, les dires de mon fils de douze ans me reviennent à l'esprit. Trois de ses camarades au collège ont été testés positifs au Covid-19. Ils ont bien sûr été priés de rester à la maison mais mon fils et ses autres camarades ont continué de fréquenter la même salle de classe et à s'asseoir aux mêmes tables et bancs sans que cela ne gêne personne. Est-ce là la source de ma contamination au Covid-19 ? Si oui, mon garçon de douze ans est positif. Et qu'en est-il alors de ses deux petites sœurs de six et huit ans ? Elles le sont assurément elles aussi. Mais je suis immédiatement rassuré. Mes enfants n'ont aucun symptôme. Ils sont allés à l'école ce matin sans aucun problème de santé.

J'ai enfin le médecin au bout du fil et lui décris mes symptômes. Il conclut de suite à la nécessité de faire un test PCR pour en avoir le cœur net. Deux heures plus tard, le médecin est chez moi, fait le test et me promet des résultats rapides. Le lendemain après-midi, ma situation n'est pas meilleure. Je ne tiens plus debout tout seul. Je m'adosse au mur pour me déplacer chez moi alors que je suis un grand sportif au physique endurant. Je rappelle le médecin. Il me tient le même discours : « Je ne peux rien conclure sans le résultat de votre test PCR. » Celui-ci tombe le lendemain par voie électronique via un message alerte Covid-19. Alors que je ne mange plus, que j'ai perdu le goût et l'odorat, le message que je reçois des autorités sanitaires est contradictoire. Il affiche : « Test PCR négatif ! »

Cela va vous surprendre mais je suis presque déçu par ce résultat. Je suis malade. J'espérais qu'une maladie expliquerait mon état et me permettrait de me soigner. Là, le test PCR négatif me dit que je ne suis malade de rien, pire, que je ne suis pas malade de Covid-19. Je pense qu'une maladie plus grave que le Covid-19 pour un Homme pourrait consister à être malade sans maladie détectée. Raison pour laquelle je rappelle le médecin. Je lui décris à nouveau mon état et mon évolution. Après un moment de silence, le médecin m'annonce ceci : « Monsieur, vos symptômes correspondent à 100 % à ceux du Covid-19 mais votre test PCR étant négatif, nous allons considérer que vous êtes un faux négatif ! »

« Comment ça ? », demandai-je.

« Oui vous êtes un faux négatif. Cela peut arriver. Vous avez le Covid-19 », me dit le médecin.

Tiens donc ! Alors que j'ai jusqu'ici analysé à distance ce que j'appelle la vie académique, la vie politique, la vie sociale, la vie économique et géopolitique du coronavirus, je me rends compte que je suis en train d'expérimenter la *vie intime du virus* de façon singulière. Je suis en train de basculer d'un monde à l'autre, du conçu des différentes vies du virus et de leurs effets au vécu intime du virus.

« Vous êtes un faux négatif ! »

Cette conclusion du médecin ne me quitte pas l'esprit. Si mon test PCR résulte en un faux négatif et donc un vrai positif au Covid-19, alors il existe aussi de faux tests PCR positifs au Covid-19, parce que de vrais négatifs. Le médecin me confirme effectivement qu'il y a un pourcentage de faux tests dans les deux sens et que non seulement la fiabilité des tests n'est pas garantie à 100 %, mais aussi que mon organisme a quelque chose à voir dans la façon dont il se comporte avec le virus au moment du test.

Je prends congé du médecin après ses paroles rassurantes. Il m'assure que la suite de la chaîne de services publics sanitaires mise en place par la Belgique va très vite prendre contact avec moi pour m'aider et me donner des conseils. Et cela ne tarde pas car je reçois dans la même journée quatre appels des services compétents dans la lutte contre le Covid-19 en Belgique.

Personne au bout du fil ne parle de la problématique du test PCR négatif devenu un faux négatif donc un vrai positif. Cette information-là ne compte pas en société pandémique moderne, type de société dont les statistiques souffrent d'un tropisme pandémique qui écrase toute autre information pouvant jeter le doute sur la biopolitique de l'État comme politique publique. Mon test PCR toujours négatif dans mon téléphone portable n'est plus que positif dans la banque des données de l'administration pandémique belge. C'est bien là un aspect de la vie politico-scientifique du virus, car c'est la politique sanitaire qui transforme un test PCR négatif en un test PCR positif et non un examen scientifique supplémentaire. Dans *une société pandémique moderne,* toute information qui ne va pas dans le sens de la pandémie et de la confirmation de la qualité des services et instruments anti-pandémiques connaît une discrimination statistique alors que de telles informations auraient permis une amélioration des tests et de leur lecture...

Je ne suis cependant pas au bout de mes peines. Alors que je vomis, que je tremble, que j'ai des courbatures, des céphalées, des vertiges et un manque d'appétit sans pareil, les trois premiers coups de fil reçus des services sanitaires compétents sur le suivi des malades de Covid-19 me demandent les mêmes informations :

« Quel est votre nom ? »

« Quels sont vos date et lieu de naissance ? »

« Quels sont les noms, prénoms et âges et lieux de naissance de votre épouse et de vos enfants ? »

« Où travaillez-vous ? »

« Avez-vous été en contact avec des amis ces derniers jours ? »

« Quels sont les numéros des cartes d'identité de tous les membres de votre famille ? »

Puis, encore et encore les mêmes questions...

Je n'en peux plus de répondre à ces questions rébarbatives d'identification, de traçage et de contrôle alors que je tremble, vomis, me tords de douleurs à la tête et tiens à peine debout tout seul.

Je ne supporte plus que moi et ma famille devenions de simples données pandémiques que les services publics encodent, mettent dans un *cloud* sans aucune question sur mon état de santé, sans aucune préoccupation sur comment je vais en tant que personne malade.

Et l'inévitable se produit. J'explose de rage au téléphone en mettant toutes ces questions sur la table...

Là, après un long silence, mon interlocuteur m'avoue que leur travail consiste juste à enregistrer ces informations et que le Covid-19 n'ayant pas de traitement en Belgique, ils n'ont aucune instruction thérapeutique à donner aux malades !

Je raccroche immédiatement avec rage et rappelle illico mon médecin. Je lui explique cette situation. Il confirme les dires de l'agent sanitaire en service et ajoute qu'en absence de tout traitement officiel, je suis juste mis en quarantaine avec toute ma famille. Pendant cette quarantaine, je ne peux que prendre du Dafalgan et attendre la suite des événements. Cette suite des événements a deux issues possibles, me dit-il : une issue favorable si votre organisme prend le dessus sur le virus pendant votre quarantaine et vous n'avez pas la forme grave dont les difficultés respiratoires sont les signes, soit votre organisme ne prend pas le dessus et vous appelez les urgences dès que des difficultés respiratoires apparaissent, afin de vous faire hospitaliser.

À la suite de ces entretiens avec mon médecin et les services sanitaires en charge du Covid-19, un autre enseignement m'apparaît concernant les caractéristiques de la société pandémique moderne. Cette société est une société qui sécurise plus qu'elle ne soigne. Ma famille et moi-même sommes mis en quarantaine. Personne ne me soigne, nul service ne nous soigne.

Rien, en dehors du Dafalgan, n'est prescrit comme produit calmant. Tout ce que fait la société pandémique moderne est de laisser mon corps malade combattre naturellement le virus chez moi en espérant qu'il prenne le dessus sur celui-ci. Le système sanitaire n'interviendrait que si le malade du Covid-19 que je suis entre en situation critique, c'est-à-dire s'il n'arrive plus à respirer. Or les connaissances sur le Covid-19 montrent que ce stade est déjà, très souvent, un stade proche de la mort, un stade peu récupérable par l'assistance respiratoire. Dans la société pandémique moderne, la sécurité l'emporte sur le réflexe du soin. Le malade de Covid-19 que je suis, en suivant *Le normal et le pathologique* de Georges Canguilhem[7], se situe dans un champ politique entre le soin et la sécurité, sachant que les forces politiques sécuritaires l'ont emporté, avec le confinement et les vaccins, sur les forces politiques du soin.

Il s'ensuit que, dans une telle société, l'absence de soins médicaux est remplacée par des règles sécuritaires, comme ma mise en quarantaine qui correspond à un double confinement... En effet, au confinement généralisé imposé à toute la population belge par les forces publiques, tout malade de Covid-19 connaît un second confinement individualisé sous forme de mise en quarantaine au sein d'un confinement généralisé, mais sans toutefois recevoir aucun soin contre la maladie. De cette politique de la frontière et de la barrière généralisée découle le fait que la société pandémique moderne, forme particulière de la « société du risque »[8] dont parle Ulrich Beck, fait des malades un simple *cloud*, une banque de données nécessaires à la gestion du risque, sans hésiter à faire usage de l'anormal (le double confinement) pour

[7] Canguilhem, G. (1966), *Le normal et le pathologique*, Paris, PUF.
[8] Beck, U. (2001), *La société du risque. Sur la voie d'une autre modernité* [1986], trad. L. Bernardi, Paris, Aubier.

sortir du pathologique (la maladie). Ainsi, l'anormal, c'est-à-dire le doublement du confinement (mise en quarantaine en plus du confinement général) sans aucun effort consacré aux soins, contrairement aux vaccins, prend le pas sur les recherches concernant un traitement curatif. Pourquoi les efforts et l'argent mis dans les vaccins n'ont-ils pas d'équivalents du côté des recherches d'un traitement curatif peu coûteux comme la chloroquine ou autre ?

Le fait que la société pandémique moderne accorde plus d'importance à la sécurisation des populations qu'à leur soin m'apparaît alors comme la conséquence de deux dynamiques contemporaines de fond. D'une part, le risque et sa gestion (sécurisation) sont des marchés très lucratifs du capitalisme moderne. D'autre part, ce que Shoshana Zuboff appelle « le capitalisme de surveillance »[9] fait désormais des données professionnelles et personnelles de chaque Homme la nouvelle matière première du capitalisme et de son pouvoir dans tous les domaines. Sous ce capitalisme-là, une pandémie génère automatiquement une société du risque où la maladie et le virus qui l'entraîne sont moins à éradiquer que l'occasion de construire un *cloud* d'informations dont la maîtrise est à la fois une compétence très souvent privée puis un pouvoir et un facteur de production rapportant des profits plantureux. Dans une mondialisation économique où les États ont perdu du champ par rapport aux multinationales pharmaceutiques, informatiques et aux marchés financiers, dont le risque est un cluster d'accumulation du capital, il n'est pas surprenant que la société pandémique moderne engendre une privatisation et une transformation des Hommes, de leurs maladies et de leurs

---

[9] Zuboff, S. (2019), *The Age of Surveillance Capitalism: The Fight for a Human Future at the New Frontier of Power*, New York, Public Affairs

informations sanitaires en simples données du capitalisme de surveillance expert dans le contrôle et la gestion des risques d'un *networked world* où le nouveau facteur de production majeur est l'information personnelle, économique, politique et sociale digitalisée et bancarisée par le *big data's system*.

La société pandémique moderne, sous contrainte d'un capitalisme de surveillance et de l'État néolibéral, fait donc de la maladie un facteur de production d'une information source de pouvoir et d'accumulation et non une pathologie à soigner. Le risque et sa gestion sont la règle dans une telle société et non l'exception. Cela explique la logique des vaccins à particules et en série sous forme de première, de deuxième et de troisième doses... contre un risque épidémique toujours renouvelé tant à cause de la vie biologique du virus, de sa vie politique que de sa vie scientifique au sens de vaccins qui modifient le virus et sont toujours à refaire car utiles contre les prochains variants qu'ils ont générés en jouant un rôle majeur dans la mutation pandémique. D'où le lien très étroit entre la société pandémique moderne et l'Anthropocène comme pandémie climatique, sociale et environnementale. Comment penser la durabilité générale quand l'Homme, le climat et la société deviennent des facteurs de production permanents, des formes de durabilité relatives ou de simples risques à gérer par l'innovation technologique compulsive alors qu'il faut les soigner ?

La société pandémique moderne n'est-elle pas finalement une société où on espère de la cause de la pandémie civilisationnelle généralisée, à savoir l'Anthropocène, l'invention d'une durabilité générale alors que cet Anthropocène fait de son mode de vie et de lui-même des durabilités relatives où le climat et la maladie ne sont pas à soigner mais à gérer comme des risques relatifs ?

Comment relier durabilité relative au sens d'une gestion des risques du monde capitaliste et durabilité générale au sens de réparation du monde et de ses métabolismes ?

*

J'avoue avoir tout de même un peu de chance, si on peut appeler cela de la chance. En effet, ma mise en quarantaine coïncide avec les congés de printemps de mes enfants. Ceux-ci n'auront donc pas à subir un interrogatoire de leurs professeurs et de leurs camarades d'école sur la santé de leur père. Ils n'auront pas à répondre « Papa a le Covid-19 ». Ils n'auront pas non plus à ne plus aller à l'école, sachant que la plupart des enfants sont des porteurs sains du Covid-19. Bref, mes enfants vont bien. Cela me soigne presque. Je me rends compte que ce virus a bien fait les choses en se montrant dangereux uniquement chez les adultes. Il me rappelle le fait que nous sommes, dans la norme des choses, plus proches de la mort que de la naissance par rapport à nos enfants. Il me fait aussi un grand bien en les laissant en bonne santé malgré sa présence dans leur corps. Je pense que la souffrance d'un parent est plus grande lorsqu'il voit ses enfants souffrir que lorsqu'il souffre en présence de ceux-ci en bonne santé. Je comprends subitement mieux l'importance du développement durable car je suis largement satisfait que seuls les adultes fassent la maladie et que la moyenne d'âge des décès se situe au-delà de 70 ans...

Je me rends compte que je suis un corps, chose qu'on oublie lorsque tout va bien. Je me rends compte que j'ai une tête parce qu'elle fait mal, des pieds, des jambes et des bras parce que j'ai des courbatures, un ventre parce qu'il est vide, puis une bouche et un nez parce que j'ai perdu l'odorat et le goût. Me revient alors le souvenir d'un étudiant qui, lors d'un cours à distance, me disait ceci : « Monsieur, nous ne voyons plus vos mains quand vous parlez. »

Cet étudiant m'expliqua par la suite que, pour lui, mes mains et mes gestes étaient importants dans sa compréhension de mon cours car elles exprimaient et faisaient vivre les mots qui sortaient de ma bouche. Je lui avouai que moi aussi je me sentais moins à l'aise et moins bon en faisant le cours assis devant mon ordinateur. Que je redécouvrais que mon cerveau était dans un corps et que la position de celui-ci en déterminait le fonctionnement et la performance. Quelques mois plus tard, Antoine Griezmann, star française du football, expliqua une contre-performance après un match de l'équipe de France par le fait que les joueurs de football s'étaient habitués à jouer dans des stades vides et donc à s'entendre parler entre eux. Avec la levée du confinement, les joueurs ne s'entendaient plus parler entre eux et devaient réapprendre à jouer au football dans un stade bondé de spectateurs où leurs communications entre joueurs se trouvent noyées.

Il en résulte qu'en faisant du corps un objet pornographique, c'est-à-dire quelque chose que l'on cache, que l'on chasse de l'espace public et que l'on couvre de masques, la société pandémique moderne met le corps en contact avec lui-même et lui permet de mieux mettre en évidence le corps pathologique (corps malade) par rapport au corps normal (corps dont on perd conscience parce que l'on est en bonne santé), de redécouvrir l'importance du corps de l'autre dans l'expression du monde, sa communication et sa compréhension, et de prendre conscience de l'importance que la présence ou l'absence d'autres corps entraîne sur nos performances dans de nombreux domaines. Une telle société réaffirme, par la barrière, le rôle central des corps à la fois comme instances sociales, politiques, économiques et biologiques de la vie mais aussi comme réceptacles des politiques publiques dont ils deviennent le terrain de manifestation des conséquences qui font de nous des corps exceptionnels parce que capables de vivre sans d'autres corps, sans leurs visages, sans leurs frottements sociaux et sans leurs expressions vitales. D'où l'exceptionnalité qui caractérise la société pandémique moderne au sens où ces corps exceptionnels sont aussi les produits d'une exceptionnalité spatiale (nouveaux fléchages, nouvel usage et marquage de l'espace caractérisé par son organisation en damier, dont les cases sont des frontières), d'une exceptionnalité temporelle (distribution discrétionnaire du temps de fréquentation de certains lieux suivant les tranches d'âge par les gouvernements et les activités), d'une exceptionnalité sociale (*social distancing* sous forme de krach social, de bulles sociales) et d'une exceptionnalité juridique (inflation d'arrêtés et de règles, sans passer par des voies démocratiques) qui engendrent inévitablement un État d'exception dont une des décisions est le confinement et le pass sanitaire.

Il en résulte aussi une exceptionnalité atmosphérique au sens où la société pandémique moderne, suivant *La Peste* d'Albert Camus[10], peut être comparée à une prison atmosphérique d'autant plus privée et étroite que nous respirons et parlons sous des masques, muselières qui font de nous des Hommes-chiens à défaut d'être ces « rats » dont parle Camus dans son best-seller. Nous devenons des Hommes-chiens venimeux pouvant à la fois polluer l'atmosphère par le virus et transmettre la maladie. Cela fait de la société pandémique moderne une atmosphère pandémique généralisée au sens de psychose générale, d'atmosphère virale et de virus atmosphérique, les individus et les lieux devenant tous

[10] Camus, A. (1972), *La Peste* [1947], Paris, Gallimard.

des clusters, de possibles vecteurs du virus, bref une société du soupçon permanent de l'autre et de chaque lieu. Ce soupçon dans la société favorise son évolution politique vers une société de contrôle, de flicage et de sanction, d'autant plus facilement que la vie digitale de la pandémie se dissémine et circule à travers de multiples supports technologiques (téléphones portables, tablettes, algorithmes comportementaux, *cloud, big data,* pass sanitaire...) qui favorisent la gouvernance algorithmique des populations. Il va sans dire que lorsque la société devient synonyme de crises multiformes, la révolte et la résistance sont des moyens d'en sortir sous la forme de refus de l'exceptionnalité de la société pandémique moderne ou d'invention d'autres formes de vie.

En effet, si je remonte à Max Weber, la société moderne, vaste processus de rationalisation dans tous les domaines est, au XXIe siècle, dans une nouvelle étape qui en fait une nouvelle forme de vie. Il en résulte qu'une pandémie la transforme en une société moderne particulière au sens où la pandémie se gouverne avec les univers institutionnel, scientifique, technologique, anthropologique, biologique, économique, géopolitique et politique qui caractérisent le XXIe siècle. Ces univers interdépendants, du moins les plus pertinents d'entre eux, sont au nombre de cinq : le capitalisme de surveillance ; les formes symboliques ; les émotions ; les innovations technico-scientifiques et la cosmologie.

L'univers du *capitalisme de surveillance* transforme la vie des individus et de tous les individus en stocks d'informations à faire fructifier. C'est le stade avancé de l'utilitarisme qui, après avoir fait disparaître travailleurs, rentiers et investisseurs pour en faire des facteurs de production rémunérés, fait désormais des hommes et des femmes un simple nuage d'informations (*cloud*) où la maladie est considérée comme une information comme une autre à optimiser dans le processus d'accumulation sous-jacent à l'économie de la santé.

L'*univers technico-scientifique* comprend les nouvelles technologies de l'information et de la communication et la maîtrise du codage et du décodage des codes génétiques humains. Il donne naissance à une économie numérique qui renforce l'univers du capitalisme de surveillance où le langage binaire est la norme dans de nombreux domaines où l'information est la matière première à la fois de base et ultime. Maîtrise du code génétique et maîtrise du code numérique se renforcent réciproquement dans les techniques médicales modernes et renforcent leurs liens à travers le *cloud* étant donné le caractère informatisé des systèmes de santé.

L'*univers des formes symboliques*[11] (le langage, le mythe, l'art et la religion) est un univers où les manifestations culturelles de l'Homme se rétrécissent et s'élargissent à la fois. Si je prends le cas du langage, je peux remarquer son élargissement comme forme symbolique suite à la multiplication des supports informationnels digitaux et algorithmiques et à l'accélération de la vitesse de circulation digitale du langage. Mais je vois aussi un rétrécissement du langage comme forme symbolique. Rétrécissement lié à une uniformisation des lectures et des écrits du monde en anglais, calqué sur la dynamique du capitalisme de surveillance. Il en résulte une domination radicale, à travers écrans, téléphones et tablettes, tant du langage écrit sur le langage parlé que du langage intermédié sur le langage direct. Les tests PCR sont un exemple du rétrécissement du langage comme forme

---

[11] Cassirer, E. (1979), *La philosophie des formes symboliques, 1. Le Langage, 2. La pensée mythique, 3. La phénoménologie de la connaissance* [1923-1929], trad. O. Hansen-Love, J. Lacoste et C. Fronty, Paris, Minuit.

symbolique au sens où ce sont des tests qui connaissent juste deux mots – négatif (-) et positif (+) – et s'annoncent par message électronique à distance sur votre téléphone portable ou votre tablette.

Le langage des tests PCR est en effet binaire : positif (+) vous avez le Covid-19, négatif (-) vous ne l'avez pas. Automatiquement, l'expression numérique pertinente de la pandémie réduit le monde pandémique et l'extrême variabilité des situations sanitaires par rapport au Covid-19 à deux seuls événements : virus présent et virus absent. D'où l'incapacité de la société pandémique moderne à considérer de nombreux cas marginaux (les faux négatifs, les faux positifs, les malades d'angoisse, les malades de la société pandémique moderne au sens d'atmosphère psychotique généralisée...) comme des données pertinentes dans l'évaluation des instruments thérapeutiques et des prises en charge médicales. Le test PCR rate ainsi le plus important, à savoir le fait que toute la société soit malade de la société pandémique moderne.

En d'autres termes, alors que la société moderne est une société généralement individualiste pour ce qui est des décisions de consommation et de production, on se rend compte qu'un univers des formes symboliques qui se rétrécit dans le cas du langage pandémique, néglige les informations individuelles et/ou marginales de la pandémie en ce qui concerne la consommation médicale. D'où l'orientation de la société pandémique moderne vers des informations plus générales permettant de travailler sur la loi des grands nombres qui facilitent la standardisation des traitements. Cela implique que cette société est une société du traitement standardisé profitable à une industrie du soin à la chaîne. Une société où les traitements personnalisés à des organismes spécifiques sont réservés à ceux qui ont la capacité de payer le prix de sortie d'un traitement global de monsieur/

madame tout le monde à travers la loi des grands nombres. La société pandémique moderne est une société moderne où le traitement de masse devient la règle et l'adaptation d'un soin ad hoc à un malade spécifique l'exception. Avant l'utilisation des vaccins à ARN, de nombreux chefs d'État atteints de Covid-19 ont été traités – et bien traités – avec des traitements adaptés. Quels sont ces traitements ? Pour quelles raisons les populations ordinaires ne pouvaient-elles avoir accès aux prises en charge personnalisées dont ils ont été les heureux bénéficiaires avant l'apparition des vaccins ?

L'univers des émotions, longtemps considéré comme irrationnel et dangereux pour l'équilibre social en raison de son absence de « tête » et de la présence en son sein d'une violence motrice pouvant générer le chaos, est réhabilité par les sciences sociales qui analysent les émotions comme « des médiations cognitives et des appuis pratiques dont aucune action ne pourrait se passer »[12]. Redécouvertes comme des processus de lecture de l'environnement, de son évaluation et de préparation active des actions, les émotions collectives ne sont pas absentes des plaintes en justice contre des gouvernements, des mouvements sociaux contre les politiques sanitaires et des mobilisations contre les vaccins à ARN.

« Êtres interactifs » et non « espèces indifférentes », ces émotions sont liées à *l'univers cosmologique* au sens des sciences physiques. L'« univers unifié »[13], paradigme qui met en relation la physique quantique (l'infiniment petit) et la cosmologie (l'infiniment grand), montre que l'Univers, au sens de l'ensemble de la matière du système espace-temps, est UN et en relation communicative

---

[12] Kaufmann, L. et Quéré, L. (dir.) (2020), *Les émotions collectives : en quête d'un « objet » impossible*, Paris, Éditions EHESS.

[13] Haramein, N. (2012), *L'univers décodé ou la théorie de l'unification*, Saint-Zénon (Québec), Louise Courteau.

permanente avec toutes ses composantes sous forme d'échanges d'informations à travers des ponts de champs magnétiques et/ou d'informations que sont les trous de ver.

Par conséquent, les émotions individuelles et collectives ne sont pas seulement le résultat d'une évaluation cognitive de l'environnement immédiat (politique, social, économique, écologique...) des Hommes, mais aussi le résultat des échanges d'informations que chaque être vivant (ensemble de milliards de cellules) entretient avec l'ensemble de l'Univers. Autrement dit, tout est lié dans la nature et les effets environnementaux du Covid-19 sur le climat ne se limitent pas seulement à la diminution de la pollution de l'atmosphère. Ils s'étendent aussi aux conséquences non connues des modifications des codes informationnels du génome humain via des vaccins à ARN sur les autres modes de vie de l'Univers. C'est pourquoi le vaccin à ARN ne transforme pas seulement le système immunitaire de l'Homme vacciné mais aussi celui du Covid-19 qui, lui-même, influence d'autres êtres vivants et ainsi de suite au point de faire naître une société mutante qui n'a pas conscience d'elle-même car sa normalité n'est plus celle d'avant la pandémie mais une normalité pandémique elle-même pathologique.

De là le fait que cette société pandémique moderne est une société charnière entre l'ancienne société moderne normale en crise et la nouvelle qu'ébauchent les Hommes suivant leurs domaines d'activités. L'économiste rêve d'un monde sorti de son confinement néolibéral, l'écologiste d'un Anthropocène moins dévastateur des équilibres naturels, le politiste d'un État qui reprend du poil de la bête, et le philosophe d'une humanité dont la continuité ne se conjugue pas uniquement en un post-humanisme que semblent annoncer le règne de l'argent et les vaccins à ARN.

Nos temps modernes où la codification sociale, politique et économique de nos vies via la révolution numérique est aussi aisée et usitée que la codification génétique de nos vies biologiques à travers le déchiffrage et la reprogrammation de nos systèmes immunitaires font de la société pandémique moderne un véritable enjeu démocratique, politique, anthropologique et éthique. Il en résulte que les manifestations contre le masque, le confinement, les vaccins à ARN et le pass sanitaire à travers le monde ne sont pas que des marques d'irresponsabilité et de dérèglement du monde par la post-vérité. Ils sont aussi à considérer comme de véritables interrogations sur ce que devient, en société pandémique moderne, la promesse démocratique de faire des citoyens les maîtres de leurs destins. En d'autres termes, ces populations s'inquiètent du fait que la société pandémique moderne puisse autant s'écarter de la société démocratique moderne dans sa prise de décisions sur la vie de ses citoyens, et que cela n'inquiète outre mesure ceux qui dirigent et sont arrivés au pouvoir par des voies démocratiques. Des réponses doivent donc être trouvées à la question suivante : comment rendre compatibles société démocratique moderne et société pandémique moderne ?

La problématique de la liberté et du destin de ce que Rosanvallon nomme « une société des égaux »[14] peut, dès lors, se décliner via plusieurs problématiques interdépendantes dans un questionnement sur l'avenir du monde humain et non humain :

a) *Dans une société moderne où la religion, au sens de forme symbolique, a perdu du terrain comme digue entre l'abîme et les populations, les vaccins en général et à ARN en*

[14] Rosanvallon, P. (2011), *La société des égaux*, Paris, Seuil.

particulier, sont les nouvelles idoles totémiques consacrées par l'univers techno-scientifique

La science n'étant pas démocratique, il en découle que la société pandémique moderne est un lieu d'amplification des frictions entre les opinions individuelles sur les vaccins et l'opinion hégémonique de la communauté scientifique. Le « désenchantement du monde » au sens que lui donne Max Weber de recul des croyances au profit des explications scientifiques est lui-même en crise non seulement parce que la science est sans réponse certaine face à la pandémie, mais aussi parce que le discours scientifique est fortement contesté étant donné ses collusions avec le monde politique et les multinationales pharmaceutiques cotées en bourse. La décision anti-pandémique est de ce fait une forme particulière de décision politique qui se situe entre le discours scientifique, le discours des citoyens pro-scientifiques, le discours des citoyens anti-scientifiques, le discours des politiques, le discours des émotions et le discours des marchés financiers. Quel principe de décision appliquer afin qu'une telle décision reste démocratique ?

b) *Une autre question peut se poser : pourquoi l'Homme moderne – qui prend la décision de consommer le bien X ou Y de façon strictement individuelle en fonction de ses préférences et de son pouvoir d'achat – n'a-t-il pas le choix de son vaccin entre Moderna, Pfizer, Johnson & Johnson, AstraZeneca, le vaccin chinois et le Sputnik V, ni celui de refuser carrément de se faire vacciner ?*

Cette question montre non seulement qu'un marché libre des vaccins n'existe pas (parce que les vaccins sont liés à des choix politiques), mais aussi qu'il existe une problématique des externalités du vaccin. Suivant le modèle libéral et utilitariste, on peut aboutir à une externalité positive du vaccin sur la société si, de façon égoïste, chaque citoyen décide de se faire vacciner pour se protéger individuellement sans penser aux autres. Dans ce cas, la décision individuelle et égoïste produit, de proche en proche, une externalité positive sur la santé de la société. Mais les préférences par rapport aux vaccins n'étant pas identiques, d'autres citoyens peuvent aussi choisir de suivre leur intérêt personnel égoïste de ne pas se faire vacciner en raison de leurs doutes, fondés ou non, concernant les vaccins à ARN. Conséquence, « la main invisible » d'Adam Smith, qui aurait dû entraîner une harmonie spontanée des intérêts individuels des citoyens, ne peut fonctionner. Cela montre qu'en société pandémique moderne, le modèle libéral et utilitariste entraîne une externalité négative sur la société en matière de santé car la décision individuelle de se faire vacciner atteint un plafond de verre qui ne permet pas de construire une immunité collective[15] possible que si au moins 80 % de la population est vaccinée. L'utilitarisme et/ou le libéralisme sanitaire qui semble compatible avec une société démocratique moderne ne fonctionnent pas parce que le choix égoïste de ne pas se faire vacciner ne concourt pas au bien-être collectif comme le prétend le paradigme libéral classique en économie. Les non-vaccinés considèrent de leur côté que se faire vacciner ne contribue pas non plus à leur bien-être sanitaire. Il faut donc faire appel à un communautarisme sanitaire où l'État impose le vaccin à tous les citoyens en mettant en avant l'argument d'une externalité positive distribuée de façon équitable par lui au sein de la communauté des citoyens vaccinés.

[15] L'immunité collective correspond au pourcentage d'une population donnée qui est immunisée/protégée contre une infection, à partir duquel un sujet infecté introduit dans cette population va transmettre le pathogène à moins d'une personne en moyenne, amenant de fait l'épidémie à l'extinction, car le pathogène rencontre trop de sujets protégés. Cette immunité de groupe, ou collective, peut être obtenue par l'infection naturelle ou par la vaccination (s'il existe un vaccin bien entendu).

D'où un problème démocratique majeur car de telles dispositions n'existent pas souvent dans les Constitutions. Comment obliger les vaccins sans faire recours à un ensemble d'exceptionnalités juridiques qui éloignent la société pandémique moderne de la démocratie ?

c) *Comment penser l'État de droit de façon dynamique, c'est-à-dire capable de répondre aux nouvelles questions issues de la société pandémique ? Allons-nous vers une citoyenneté sanitaire ? La liberté d'un citoyen d'aller et venir est-elle liée au fait d'être vacciné ou non ? C'est-à-dire à ses idées et décisions positives ou négatives sur un vaccin ? Les principes de fonctionnement d'une société démocratique sont-ils valables uniquement en temps normal mais inopérants dès que survient une crise de nature pandémique ?*

Réinventer l'État de droit en société pandémique moderne exige aussi de réfléchir à ce que devient la liberté des politiques sanitaires publiques, sachant que le secteur médical est désormais mis au pas des ajustements comptables des nouvelles méthodes de management public et des industries pharmaceutiques qui orientent les thérapies vers des molécules qui permettent plus d'accumulation dynamique que de soins définitifs. La preuve en est que les entreprises Moderna et Pfizer, face à leur propre hypothèse désormais concluante d'une troisième dose, ont, le 1er août 2021, augmenté les prix de leurs vaccins au sein de l'Union européenne. Le nouveau prix pour un vaccin de Pfizer passant de 15,5 à 19,5 euros et celui de Moderna qui était de 19 euros, grimpant à 21,5 euros. En devenant une société de vaccination permanente, la société pandémique moderne se transforme en filon d'investissement non seulement très porteur mais aussi d'autant plus porteur que la société pandémique moderne perdure. La suite de l'épidémie et la multiplication des variants ouvrent la voie à l'ère de l'obsolescence programmée des vaccins. Dans un tel monde un vaccin qui immunise complètement contre un virus devient un mauvais investissement pour l'industrie pharmaceutique détentrice des technologies, du savoir et de brevets. *Construire une société des égaux n'exige-t-il pas que le prix de la santé ne soit pas indexé aux calculs avantages/coûts d'entreprises privées ?*

d) *Le monopole des brevets sur les vaccins que détiennent les entreprises pharmaceutiques privées, la priorité des droits de propriété privée sur la vie humaine et le règne sans partage de l'argent dans les décisions de santé publique sont des paramètres qui obligent à une réflexion sur les effets de la rationalité formelle sur le destin du monde et au cœur de la modernité capitaliste.*

La raison formelle peut-elle, à elle seule, sécuriser l'espèce humaine lorsqu'on sait possibles des cas de rationalité du mal une fois la focale fixée uniquement sur les perspectives d'efficacité et d'accumulation via les vaccins ? Les connaissances de l'Homme, de plus en plus poussées dans le domaine des cellules souches et de leur manipulation, la manipulation du code génétique et les échanges entre l'Univers et les Hommes doivent-ils obéir uniquement à la rationalité formelle ou tenir compte également d'un « pass écologique » ? Comment encadrer la raison formelle dans une société pandémique moderne qui, en recherche urgente de solutions anti-pandémiques, a tendance à donner le feu vert aux scientifiques et autres innovateurs fous rêvant d'un « Homme augmenté » ?

*

Revenons à ma vie intime avec le virus.

Comme je vous l'ai dit, j'ai eu la chance d'être doublement confiné avec mes enfants lors de leurs congés de printemps. J'ai alors produit un effort surhumain afin qu'ils ne remarquent pas que j'allais mal. Peine perdue, mes deux filles et mon garçon, bien habitués aux câlins de leur papa au saut du lit et le soir avant d'aller se coucher, les réclamaient tant et plus qu'ils m'obligèrent à leur expliquer pourquoi je les en privais.

Ce ne fut pas le plus difficile. La mise en quarantaine plaça ma famille devant un sacré défi dont la configuration peut se préciser par cette première série de questions :

Comment continuer à faire papa à temps plein lorsqu'on ne peut plus faire de câlins à ses enfants ?

Comment faire époux lorsque le social distancing *doit être la règle entre moi et ma femme ?*

Comment être chez soi lorsqu'on ne peut plus faire comme chez soi ?

Comment continuer à faire famille lorsque le médecin interdit au papa, considéré comme un faux négatif au Covid-19, de continuer à manger à table avec les autres membres de la famille et l'oblige à s'asseoir à au moins un mètre cinquante d'eux ?

Comment partager décemment les douches et les toilettes lorsqu'on doit les désinfecter à tout moment à l'eau de Javel après usage ?

Comment, alors que ma famille et moi n'habitons pas un château avec des appartements annexes, organiser un confinement dans une maison normale où vivent deux adultes et trois enfants ?

Ce sont là des questions qui montrent que le confinement généralisé puis le double confinement pour les mis en quarantaine sont des cache-sexe pour la société pandémique moderne qui, ainsi, s'empêche de voir et de s'occuper des difficultés réelles des infectés. Ce type de société suppose que je possède une maison aux dimensions d'un stade de football où je peux m'isoler dans des appartements privés sans contacts avec les autres membres de ma famille. Elle suppose aussi qu'on ne puisse avoir des contaminations circulaires dans la même famille sous un même toit. Dans le cas contraire, ces contaminations circulaires sont votre affaire, une fois que vous êtes placé dans un double confinement. Cela entraîne que le confinement généralisé et le double confinement (mise en quarantaine) sont, dans une société pandémique moderne, des mesures dont l'apparence collective isole les malades et individualise les conséquences de la pandémie sur eux et leurs familles. En dehors des questions récurrentes et rébarbatives visant à constituer sa banque de données informationnelles sur la pandémie, la société pandémique moderne ne pose aucune question sur ces autres aspects familiaux et émotionnels de la pandémie une fois qu'elle s'est assurée que vous êtes contaminés et tenus à l'écart chez vous « comme des rats »[16], que dis-je des chiens enragés !

La même externalisation des risques intervint lorsque l'université se mit en mode cours à distance sans se demander comment, alors que mes enfants sont en vacances, la vie de famille est impactée par la maison transformée en un lieu où mes enfants ne peuvent plus jouer comme ils l'entendent à leurs jeux vidéo, où ils ne peuvent plus laisser libre expression à leurs émotions et crier à leur guise en suivant leurs héros hologrammiques et où le silence est exigé à tout le monde par papa qui dispense son cours. À l'instar de la société pandémique moderne, l'université suppose que tous ses enseignants ont des maisons non seulement très grandes, mais disposant de bureaux adaptés où l'on peut dispenser des cours à distance sans perturber la vie familiale.

[16] Cf. Camus A., *La Peste, op. cit.*

Comment faire famille quand l'université s'invite à la maison, que les enfants veulent jouer et causer comme chez eux alors que papa veut du silence, la télé éteinte et le moins de bruits possible ?

Un autre problème non moins crucial s'est dressé devant moi. Une fois mis en quarantaine, les autorités sanitaires belges lisent par téléphone les commandements du double confiné. Parmi ces commandements, il doit trouver des amis pour faire ses courses de première nécessité dans les supermarchés. Ces amis/relations doivent payer avec leur propre carte bancaire, question d'éviter les contaminations à travers celle du malade du Covid-19. Ces amis/relations se feront rembourser par le mis en quarantaine à la sortie de celle-ci.

Non seulement la société pandémique moderne suppose que j'ai automatiquement de tels amis, mais elle exige que la livraison chez moi de ces produits de première nécessité respecte le *social distancing*. J'ai donc fait appel à ma belle-sœur et son mari italien qui ont bien voulu faire cela pour nous. Je pense que cela a été possible non seulement parce que c'est ma belle-sœur, animée d'une certaine solidarité africaine, mais aussi parce que son mari et elle travaillent depuis longtemps avec la communauté Sant'Egidio et ont l'habitude de l'assistance aux personnes démunies et en difficulté. Preuve était ainsi faite que la religion comme forme symbolique a toujours son rôle à jouer en société pandémique moderne où les comportements solidaires sont d'une importance capitale mais où être solidaire à distance n'est pas très évident si on ne veut limiter la solidarité à des mots.

Ma belle-sœur et son mari faisaient donc nos courses après avoir reçu nos consignes par téléphone. Ils déposaient les sacs dans notre jardin et je les récupérais non sans avoir causé et donné de nos nouvelles. C'est là qu'apparaissait un autre sentiment très désagréable, celui d'être tenu à distance comme un pestiféré, un individu à qui personne ne veut serrer la main, avec qui personne n'ose parler de près ou intégrer la maison. Les mots qui me venaient à l'esprit après avoir récupéré mes sacs de provisions de première nécessité étaient ceux d'Albert Camus : *prisonniers, peste, pestiféré, enfermement, honte, colère, rats...*

Ma famille et moi devions passer par une situation de double confinement sans aucune autre prise en considération de nos autres problèmes afin que la société pandémique moderne gardât un semblant de normalité. Je me précipitai alors pour demander à être vacciné. Je ne pouvais plus supporter cette situation de mise en quarantaine de ma personne et donc de mes étudiants par rapport à leurs cours, de ma femme par rapport à son mari et de mes enfants par rapport à leur papa. Je reçus la réponse que je n'étais pas prioritaire, étant donné mon âge encore bien en deçà des âges prioritaires. Je devais attendre, comme le firent les pays du Sud ainsi que le révèle la vie géopolitique du virus.

En effet, la crise sanitaire mondiale induite par la pandémie du Covid-19 révèle à la fois la réalité d'un monde devenu « un grand village » et les failles/faiblesses de ce « grand village » sur le plan de sa régulation. La réalité de la mondialisation a été concrétisée par le caractère planétaire de la pandémie, la circulation mondiale du virus et la volonté globale d'en sortir. Les failles/faiblesses du « grand village » proviennent quant à elles des caractéristiques de la mondialisation. D'une part, la mondialisation entraîne, comme l'a montré Dani Rodrik[17], le délitement et l'affaiblissement des États, habitats préférés de la construction démocratique et cadres de prédilection de la santé publique. D'autre part, il n'existe pas d'État mondial et encore moins de démocratie mondiale capables

---

[17] Rodrik, D. (2011), *The globalization paradox: democracy and the future of the world economy*, New York, W. W. Norton & Company.

de tendre vers une forme de société planétaire des égaux. Cet idéal d'humanité s'est évaporé avec la Première et la Deuxième Guerre mondiale. L'idée d'une vie humaine supérieure aux intérêts privés et aux droits de propriété de même nature est revenue au-devant de la scène au lendemain de la Seconde Guerre mondiale avec la naissance de l'ONU, de l'OMS, de l'OIT, de l'UNESCO et de la déclaration de Philadelphie (période 1945-1980).

La révolution conservatrice des années 1980 a marqué une rupture par rapport à cette évolution humaniste. Elle a replacé le marché au-dessus de l'État, les intérêts privés au-dessus des intérêts publics et les droits de propriété privée au-dessus de la vie humaine (période 1980-2020). La coopération qui en découle est celle formatée par la colonisation du monde par la forme marchandise sous les traits d'une coopération commandée par les intérêts du marché, des multinationales, du secteur privé et des marchés financiers. La conséquence fâcheuse en est révélée par la pandémie de Covid-19 : une relégation de la santé publique mondiale au rang de vulgaire marchandise, de la recherche sur la santé au statut d'un quelconque produit financier objet de spéculation, puis un désarmement et une exclusion des États les plus faibles tant de la recherche vitale sur les vaccins que de l'accès aux vaccins une fois ceux-ci trouvés.

En ce qui concerne la vaccination contre le Covid-19, des barrières à l'entrée subsistent entre les sociétés riches et les sociétés pauvres au sens capitaliste de la richesse et de la pauvreté. Le mardi 6 juillet 2021, seules 3,66 doses ont été administrées pour 100 habitants en Afrique contre 100,26 doses aux États-Unis et au Canada, puis 68,3 en Europe. Tableau sombre auquel il faut ajouter des systèmes de santé nationaux vulnérabilisés par la généralisation de ce qu'Alain Supiot appelle « la gouvernance par les nombres »[18].

De nouveaux frémissements semblent, depuis quelque temps, inaugurer la sortie de ce paradigme du tout marchand. Le panier des DTS[19] a été élargi aux devises de grands marchés émergents, les critères de viabilité de la dette ont été assouplis par le FMI pour les pays à faibles revenus et la même institution a tenu, conjointement avec la Banque mondiale, une réunion sur la question des inégalités. Sur le plan politique, une prise de conscience à partir des externalités négatives du Covid-19 se fait jour. Elle se manifeste dans les discours de certains grands acteurs mondiaux, comme le président Joe Biden, qui souhaitent une suspension des droits de propriété intellectuelle sur les vaccins afin de favoriser l'accès des pays pauvres à ceux-ci. D'autres voix réaffirment le besoin d'un réarmement des États par rapport à la problématique de la santé publique et des stratégies solidaires comme le renoncement à une troisième dose de vaccin au Nord pour permettre une première dose au Sud.

Par ailleurs la crise sanitaire montre une corrélation robuste avec la crise environnementale et implique une forte intrication entre lutte contre les pandémies et lutte contre la consumation environnementale. Quelles idées pouvons-nous avancer pour inventer un nouveau contrat mondial post-Covid-19 ? Les lignes qui suivent tentent de répondre à cette question afin de décliner et de développer les différentes facettes de ce que j'appelle un nouveau contrat de coopération internationale sur la santé et la protection de l'environnement.

---

[18] Supiot, A. (2015), *La gouvernance par les nombres*, Paris, Fayard.

[19] Les Droits de Tirages Spéciaux (DTS) sont une forme de monnaie internationale. Le montant en devises dont dispose chaque pays est proportionnel à sa quote-part au FMI.

a) *Sortir d'un contrat de coopération colonisé par la forme marchandise ?*

La forme marchandise, terme que j'emprunte à Achille Mbembe, est, selon moi, la forme finale en laquelle la civilisation capitaliste transforme tout au point d'en faire un objet qui s'évalue uniquement à l'aune de l'argent suivant la loi de l'offre et de la demande. Il s'agit, avec la mondialisation économique, d'une concrétisation de la critique marxienne suivant laquelle le capitalisme transforme tendanciellement toute chose en marchandise : l'eau, la terre, le savoir, l'éducation, la culture, les Hommes, puis la santé et l'environnement. Il en résulte ainsi une union symbiotique entre le capitalisme, le marché et la gouvernance par les nombres. Capitalisme et marché se nourrissent mutuellement. Le premier apporte au second la légitimité grâce à l'accumulation individuelle et le second au premier la division du travail qui permet à l'hétérogénéité d'acteurs concurrents de fonctionner sans complètement s'autodétruire[20]. Les nombres réunissent les deux en permettant des mesures, des évaluations, des comptages et des comptabilisations des prix, des gains et des pertes, sans avoir besoin d'une éthique des nombres dans la gouvernance avantages/coûts des sociétés. De là le fait que la coopération qui en résulte concernant la recherche, la santé et l'environnement soit obligée de se prostituer à l'argent, forme symbolique la plus explicite de la réussite capitaliste. Ce sont désormais les nombres économiquement profitables qui font les politiques de coopération dans tous les domaines, y compris dans ceux vitaux comme l'environnement et la santé.

---

[20] Wallerstein, I. (2009), *Comprendre le monde. Introduction à l'analyse des systèmes-monde* [2004], trad. C. Horsay, Paris, La Découverte.

Or, en frappant plus durement les populations pauvres des pays riches et en excluant les pays pauvres de l'accès aux vaccins (la majeure partie des populations africaines est à zéro dose quand les citoyens des pays riches sont désormais à l'heure d'une troisième dose), le Covid-19 montre qu'il est urgent de sortir l'environnement et la santé de la philosophie des chaînes de valeurs industrielles pour celle des chaînes de valeurs solidaires entre États et au sein des États. Il ne s'agit pas ici de penser que l'argent ne sert à rien mais d'affirmer le besoin urgent de fonds publics bilatéraux et multilatéraux pour travailler de façon commune et solidaire tant à la protection de l'environnement qu'à la recherche de solutions aux problèmes globaux ou nationaux de santé. Le monde pourrait ainsi passer de politiques de santé et environnementales qui cherchent à faire du chiffre à des politiques de santé et environnementales axées sur du chiffre vital, c'est-à-dire sur une reproduction durable et élargie de la vie.

Un tel passage est impossible avec une coopération colonisée par la forme marchandise. Celle-ci transforme les malades, la recherche scientifique et les médicaments en marchandises. Dynamique qui, avec la société post-humaniste qui pointe le bout de son nez, profile un avenir qui fera des populations et/ou des pays pauvres la pharmacie des populations et/ou des pays riches à travers le commerce des organes et la location du ventre des femmes. Il est évident que seuls les pays/populations riches auront les moyens de se payer un bébé choisi à la carte, des technologies médicales de pointe, une mère porteuse, des organes vendus en pièces détachées ou des robots assurant le prolongement des Hommes ou leur remplacement pour certains services personnels. Outre les avantages que peut apporter « l'Homme augmenté », une autre question se pose :

Est-il souhaitable, connaissant non seulement le déclassement mythologique de la raison humaine par saint Augustin et Pascal comme instance décisionnelle infaillible (chute de l'Homme édénique une fois qu'il décida par lui-même), mais aussi la négation de l'humanité dont a été capable ladite raison humaine (esclavage, colonisation, génocides, guerres mondiales, capitalismes...), que la manipulation expérimentale du code génétique humain, les programmes d'algorithmes comportementaux, la gouvernance algorithmique, la robotique et le contrôle possible des interactions entre les émotions humaines et la matière soient laissés au seul jugement de notre raison ?

Toutes ces choses qui sont des biens désirables ou non au sens économique du terme peuvent-elles servir l'humanité sans grandes valeurs admirables et estimables qui les encadrent sans être tenues en laisse par la forme marchandise ?

b) Déclarer la santé humaine et environnementale domaines inaliénables et/ou non appropriables par les marchés et les intérêts privés

Le Covid-19 intervient dans une conjoncture mondiale où le néolibéralisme a colonisé le globe. Les droits de propriété privée et les intérêts de même nature ont aujourd'hui pignon sur rue en de nombreux domaines. En économie, la santé, l'éducation, la terre, l'eau et l'environnement ne sont plus considérés comme des biens publics mais comme des biens privés avec des marchés particuliers fonctionnant suivant la loi de l'offre et de la demande. Il n'y a pourtant rien d'aussi insécurisant que cette dynamique dans la mesure où le néolibéralisme produit des paysans sans terres (augmentation de la pauvreté et de la vulnérabilité suite au *land grabbing*[21]), met l'agriculture entre les mains des

[21] Terme anglo-saxon pour désigner l'accaparement des terres.

multinationales, insécurise les peuples indigènes au profit de l'agro-industrie et du tourisme de luxe, accroît l'occurrence des crises financières comme celle des crédits hypothécaires en 2008, et soumet de nombreux États à des politiques d'austérité qui considèrent les souffrances sociales qui en découlent comme des variables muettes.

Une telle évolution insécurisante, notamment pour les pauvres et finalement l'humanité tout entière, doit être arrêtée. Le monde ne peut y parvenir, selon moi, qu'en adoptant de grandes mesures dotées d'une valeur juridique contraignante. Déclarer la santé humaine et environnementale domaines inaliénables et/ou non appropriables par les marchés et les intérêts privés peut, à mon sens, replacer la santé humaine et environnementale en dehors de l'appétit glouton des marchés, de la puissance corruptive de l'argent et des multinationales et des intérêts individualistes. Cette façon de sortir la société pandémique moderne de la prison du marché lui permettra de se soigner et de préserver l'environnement sans être mise au pas par les forces mondiales de l'accumulation et du grand capital. Une telle transformation est réalisable, comme nous l'avons déjà signalé, en redonnant une capacité de recherche et d'action aux États dans le cadre de la recherche scientifique sur la santé et la lutte contre le réchauffement climatique.

c) *Déclarer un égal accès de toutes les populations du monde aux progrès de la science médicamenteuse et en faire un droit de l'Homme inaliénable*

Seuls ceux qui ont eu la capacité de financer la recherche et la production des vaccins ont droit et accès aux vaccins : la Chine, la Russie, les États-Unis et l'UE. Ce constat rejoint les résultats des travaux sur le réchauffement climatique. Seuls ceux qui ont les moyens de financer des technologies propres, de s'équiper pour faire face aux catastrophes environnementales, de financer les recherches sur la santé et d'acheter les médicaments seront les mieux lotis dans l'avenir. En d'autres termes, les riches et les pays riches s'en sortent systématiquement mieux que les pauvres et les pays pauvres tant sur la santé que sur le réchauffement climatique.

Concernant le Covid-19, il va sans dire que, malgré les contrôles et autres passeports sanitaires, le monde global ne peut combattre efficacement la pandémie avec d'un côté des populations vaccinées (Chine, Russie, États-Unis et UE) et de l'autre des populations non vaccinées (Afrique, Amérique latine...). Outre cela, il est éthiquement insoutenable de ne pas faire du droit à la santé et à un environnement sain un droit de l'Homme inaliénable. D'où cette proposition de déclarer un environnement sain et un égal accès de toutes les populations du monde aux progrès de la science médicamenteuse comme un droit inaliénable pour tout Homme. Si la clause de la nation la plus favorisée permet de promouvoir le libre-échange dans les échanges économiques en transformant chaque étincelle de libre-échange en flamme ardente, je propose que l'on institue une clause de la population la plus défavorisée comme l'aune à laquelle on doit évaluer l'effort solidaire à effectuer pour garantir à tous un environnement sain et un accès équitable tant aux soins de santé qu'aux avancées de la médecine. Dès lors, le niveau de solidarité le plus haut exigé des acteurs les plus défavorisés peut servir de catalyseur pour la naissance d'un monde où abonde la solidarité.

d) *Inventer un système de mutualisation des intelligences et des recherches dans le monde pour en faire un bien commun de telle façon que ce ne soient plus des individus et/ou des entreprises privées qui cherchent et contrôlent un vaccin, mais l'intelligence du monde au sens d'un « en-commun »*

(Achille Mbembe) qui produit un commun de nature médicale et environnementale.

Je pense que plusieurs fortunes privées sont prêtes à financer des projets publics multilatéraux pour le bien-être du monde. Je pense aussi qu'il faut réinventer l'humanité en la concevant comme la reconnaissance de tout individu comme humain et en considérant l'ensemble des humains comme une communauté humaine qui se doit bienveillance, solidarité et partage des ressources. Il est, dans ces conditions, possible d'instituer une autre mondialisation au sens de processus planétaire d'amélioration des conditions de vie de la communauté humaine. Une mondialisation de cet ordre exige un contrat de coopération internationale dans presque tous les domaines. Ce contrat, implique, selon moi, d'inventer les notions d'*intelligence du monde*, de *richesse du monde*, de *mutualisation des intelligences du monde* et de considérer les institutions y afférentes comme des biens communs de l'humanité. Dans un tel contexte, où l'intelligence du monde jouit du statut de bien commun, ce ne sont plus les individus et/ou des entreprises privées qui mènent et contrôlent la recherche ou mettent au point un vaccin ou une autre solution anti-pandémique, mais l'intelligence du monde au sens d'une politique de l'« en-commun » qui produit un commun de nature médicale et environnementale.

*

J'ai reçu ma troisième dose de vaccin ce matin.

J'ai désormais ma *citoyenneté vaccinale* en poche. Est-ce cela le nouveau complément à ma citoyenneté politique ? À quand une *bio-citoyenneté* pour le respect des contraintes écologiques au profit des générations futures ?

J'apprends que le vaccin empêche juste d'avoir des formes graves mais n'empêche pas totalement d'attraper le virus ni de le transmettre.

Je suis en société pandémique moderne, une société de pan-vaccination où être vacciné contre une maladie ne signifie plus ce que cela voulait dire traditionnellement ; car être vacciné signifie désormais être en transit vers le prochain vaccin, mieux adapté au prochain variant que prépare votre vaccination actuelle...

Le Covid-19 devenant permanent et saisonnier, ne serais-je pas déjà un post-humain, prêt à prendre une, deux, trois, quatre doses... de vaccin par an ?

À l'infirmière qui m'administre la troisième dose du vaccin Pfizer je pose la question suivante : « Est-ce la dernière ? » Dubitative, elle me répond : « Je n'en sais rien, je l'espère... »

Peut-on critiquer le confinement ?

Disposer d'un laboratoire grandeur nature afin de procéder à une expérience-test du néolibéralisme à l'échelle mondiale, plusieurs chercheurs en sciences sociales en ont secrètement rêvé. Le Covid-19 offre aux sciences sociales cette opportunité d'observation et d'analyse en utilisant le monde comme un macro-laboratoire où travaille malheureusement un virus sur des cobayes humains. Ce virus à couronne a ceci de particulier, contrairement à la récurrence des crises financières, qu'il ne met pas seulement à rude épreuve les structures matérielles performantes du néolibéralisme mais qu'il se montre plus redoutable au sens où il annule la vie de la population et des sociétés, condition préalable à l'existence et au fonctionnement des structures matérielles performantes du néolibéralisme.

Le Covid-19 et ses externalités négatives constituent donc la critique la plus radicale du néolibéralisme depuis la révolution conservatrice de 1979 sous la houlette intellectuelle des *Chicago boys* et l'impulsion politique du duo de fer Reagan/Thatcher. La mort qu'il sème à tout vent est, en grande partie, le résultat de sociétés mal et/ou sous-équipées sur le plan sanitaire suite à la privatisation des structures de santé et à la précarisation des États soumis au *New Public Management*. Les préoccupations d'intérêt général ont en effet été réduites à des appendices face à une arithmétique comptable et financière devenue l'horizon indépassable tant des politiques publiques que des politiques de développement.

Ce sont donc des États néolibéraux qui, en ce moment, sont obligés de mettre en route des politiques interventionnistes de nature conjoncturelle alors que l'objectif premier du néolibéralisme est de rendre les individus responsables d'eux-mêmes, d'annuler la société comme entité différente de la somme des individus, et de donner une place centrale au marché, afin que l'État devienne lui-même un acteur néolibéral. Le fait que ledit État soit au front contre le Covid-19 ne peut donc l'exempter de critique car son action, même dans ce cadre, reste une action néolibérale, notamment dans son approche de la sécurité. Cet État néolibéral est un pilier de la société pandémique moderne.

Le confinement, l'homme économique et l'homme juridique

À chaque crise du néolibéralisme, l'État néolibéral, notamment occidental, redécouvre les vertus de la solidarité et de l'action publique. Acteur central et performant du néolibéralisme, cet État travaille depuis la révolution conservatrice à remettre chaque fois en selle le néolibéralisme. Cela a été le résultat des plans de relance économique adoptés au lendemain de la crise des *subprimes* quand toutes les mesures de réformes structurelles visant la sortie de la finance casino fondirent comme neige au soleil de la nouvelle santé du système financier. Le capitalisme financier a depuis lors si bonne mine que des produits financiers sur les pandémies existent, sachant qu'ils ne sont rentables et donc exploitables que lorsque lesdites pandémies produisent déjà une hécatombe. N'allez surtout pas y voir un problème éthique car l'innovation financière comme fin en soi considère qu'adjoindre à la logique casino celle des pompes funèbres est un progrès !

Autant, dans le cas de la crise des *subprimes*, la sécurité néolibérale a consisté à sauver l'épargne populaire en venant à la rescousse des banques avec de l'argent public, autant le confinement est la preuve qu'une fois le néolibéralisme mis en place, les populations ne peuvent bénéficier du soutien de l'État qu'en situation de grande crise car ce soutien est minimaliste tant que le néolibéralisme est sur les rails. Ainsi, sans nier le fait que le confinement puisse sauver des vies, il faut souligner que l'approche néolibérale de la sécurité individualise celle-ci au maximum tant que le néolibéralisme ne fait pas face à une grave crise, mais la collectivise lorsque surviennent des crises profondes. À chaque crise, l'argumentation de l'État néolibéral est implacable : une crise systémique nécessite une collectivisation des forces via un interventionnisme étatique nécessitant un effort public de sauvetage du système en crise. Mais, contradiction structurante de l'air du temps, le même État, non seulement ne se rend pas compte que les crises systémiques sont liées au néolibéralisme, mais aussi ne prévoit aucun plan de sortie du système en crise pour changer de cap.

Cette évolution où le droit à la sécurité devient une responsabilité individuelle en temps néolibéral prospère et une responsabilité collective en temps de crise systémique est une propriété intrinsèque du néolibéralisme dont le but historique a toujours été de gouverner moins en temps normal en laissant les individus se prendre en charge. Raison pour laquelle le néolibéralisme est aussi la fabrique d'un sujet économique et d'un sujet juridique particuliers qui participent du souhait de gouverner moins que cache le confinement. D'après le néolibéralisme, l'Homme économique est gouverné uniquement par ses intérêts économiques quand l'Homme juridique est gouverné par le droit naturel. En fait, l'Homme économique poursuit son intérêt individuel et obéit au confinement pour préserver égoïstement son capital santé quand l'Homme juridique considère le droit à la vie comme un droit naturel sacré ne dépendant d'aucun interventionnisme étatique. Jeux d'intérêts individuels d'un côté et aspects sacré et naturel du droit à la vie de l'autre permettent de concevoir les deux ressorts de l'approche néolibérale du confinement parce qu'ils permettent d'atteindre l'objectif de gouverner moins en utilisant l'intérêt individuel et la sacralisation du droit naturel comme autocontraintes utiles au confinement et donc à la sécurité.

Le confinement comme dispositif néolibéral de pouvoir

Trois problèmes subsistent cependant dans l'approche néolibérale du confinement :

- *Primo,* l'Homme économique et l'Homme juridique ne sont pas solidaires alors que le confinement fait appel à des attitudes de solidarité à distance et convoque la santé publique (collective) en protégeant chacun et tout le monde via la distanciation sociale et l'adoption de gestes barrières.
- *Secundo,* le marché organise moins la coopération que la confrontation incompatible avec l'effet bouclier du confinement contre le Covid-19.
- *Tertio,* le néolibéralisme, en exaltant le fait que votre sort dépend de vous, de ce que vous êtes et faites, est une société post-consensuelle où le confinement ne peut s'imposer de lui-même.

C'est pour résoudre ces trois problèmes qu'apparaît la dimension répressive de l'État néolibéral pour faire respecter le confinement (amendes salées aux contrevenants). Le confinement devient donc l'extension du modèle carcéral à toutes les populations nationales dans une grande prison nationale à ciel ouvert dont les murs sont le droit positif et le monopole de la violence légitime et où les miradors sont le pouvoir panoptique supplémentaire que confèrent les nouvelles technologies de l'information et de la communication à travers drones, *big data*, reconnaissance faciale et surveillance à distance au service du confinement. Avec les instruments coercitifs du droit stato-centré, la gouvernance algorithmique et le monopole de la violence légitime pour surveiller, contrôler, punir et rendre docile la population, le confinement devient un dispositif du pouvoir néolibéral à travers lequel l'Homme économique et de l'Homme juridique prennent corps autant que la production d'externalités positives par le confinement sur la santé publique. Réalité qui entraîne plusieurs remarques.

Premièrement, la sécurité néolibérale est de moins en moins un bien commun permanent et de plus en plus une simple externalité positive conjoncturelle du confinement garanti par l'État disciplinaire.

Deuxièmement, gouverner moins, objectif ultime du néolibéralisme, s'obtient non par la main invisible smithienne mais par l'État néolibéral en créant par la contrainte l'Homme économique et l'Homme juridique comme nouveaux sujets compatibles avec une gouvernance minimaliste.

Troisièmement, l'État néolibéral n'est pas un État sans pouvoir mais un État qui, non seulement renonce à ceux de ses pouvoirs allant à l'encontre du projet néolibéral, mais aussi un État qui bénéficie d'une réorganisation du pouvoir de façon à ce qu'il obéisse aux exigences du moindre gouvernement.

Le néolibéralisme apparaît de ce fait moins comme une absence d'interventionnisme étatique qu'une réorganisation dudit interventionnisme au service du marché, des intérêts privés ou de certains acteurs proches du pouvoir exécutif. Dans *L'État prédateur,* James Galbraith[22] le montre de façon limpide en soulignant que, depuis la révolution conservatrice, l'État néolibéral américain a consisté en un renforcement de son interventionnisme pour assurer le basculement de nombreux secteurs d'activités aux mains de multinationales proches du pouvoir exécutif.

Le confinement et la biopolitique néolibérale

N'étant pas seulement une idéologie mais aussi une technologie particulière du pouvoir, l'État néolibéral intervient au cœur des faits réels comme la pestilence Covid-19. La discipline corporelle (port de masques, de gants, distanciation sociale, ne pas aller de soi-même à l'hôpital, ne pas saluer, ne pas embrasser), la discipline spatiale (rester chez soi, délimitation d'un rayon possible de circulation) et la discipline consumériste (n'acheter que les biens de première nécessité) sont des éléments conjoncturels d'un dispositif de contrôle de la population dont a en général besoin le néolibéralisme en sous-main comme contrepoids et condition de déploiement des libertés individuelles. Le couple sécurité/liberté est donc un couple vedette d'une logique néolibérale où la biopolitique entendue comme gestion de la population de façon à optimiser ses processus vitaux considère que la discipline fait de la restriction de la liberté une condition de l'efficacité dans l'art de la guerre, dans l'apprentissage, dans la santé et l'hygiène. En ce sens, le confinement fait partie de la biopolitique de l'État néolibéral et ne peut échapper aux caractéristiques de la technique de

---

[22] Galbraith, J. (2009), *L'État prédateur. Comment la droite a renoncé au marché libre et pourquoi la gauche devrait en faire autant* [2008], trad. F. et P. Chemla, Paris, Seuil.

gouvernance du néolibéralisme. *La couleur du marché,* ouvrage publié en 2016 par Sylvie Laurent[23] le montre magistralement en mettant en lumière le fait que la conjecture néolibérale suivant laquelle le marché est neutre a entraîné l'abandon de toutes les politiques publiques américaines contre le racisme, la pauvreté et les inégalités. Cela a eu comme résultats, non seulement le renforcement du racisme, de la pauvreté et des inégalités, mais aussi la naissance d'un racisme sans racistes et d'une pauvreté sans cause autre qu'individuelle. La sécurité revient à installer la société dans l'idée que seules la propagation du virus et les pertes économiques ont une cause dont s'occupe l'État par le confinement quand pauvreté et inégalité n'ont pas de causes à combattre.

Le premier trait de la biopolitique néolibérale est la supposition que le marché met en place une société des égaux traduite par l'idée d'atomicité. En d'autres termes, le confinement est décrété sous l'hypothèse implicite que chacun a un chez-soi, a de quoi s'approvisionner en denrées alimentaires et est équipé pour bénéficier des services et du travail à distance. Cet aspect des choses montre que supposer la société des égaux comme déjà réalisée est une conjecture fonctionnelle dont l'existence est centrale pour une biopolitique néolibérale où, depuis Malthus, la population a toujours été un poids dont il faut se débarrasser en aidant au minimum les populations pauvres afin d'éviter l'appauvrissement national.

Le second fait remarquable de la biopolitique néolibérale est que la sécurité collective équivaut très souvent à interdire et à obliger un ensemble de choses aux populations sans droits ou capacités

---

[23] Laurent, S. (2016), *La couleur du marché. Racisme et néolibéralisme aux États-Unis*, Paris, Seuil.

supplémentaires accordés. Le confinement est en effet un faisceau d'interdictions (ne pas se saluer, ne pas s'embrasser, rester chez soi, ne pas circuler loin de chez soi, ne pas s'approvisionner aux heures réservées aux personnes en dehors de votre tranche d'âge, ne pas être à plusieurs dans sa voiture, ne pas aller au centre de santé par soi-même mais par avis du médecin). Cet ensemble d'interdictions est accompagné, dans de nombreux pays, de nouvelles obligations sur les travailleurs des secteurs dits vitaux pour la continuité de l'État néolibéral. Sans cependant un effort supplémentaire demandé aux riches en termes de taxation du capital ou de réquisition des logements vides pour soutenir l'effort de guerre contre le coronavirus, la France a par exemple décidé, par ordonnance, que tous les travailleurs des secteurs névralgiques dans la sécurité et la continuité de l'État (énergie, transports, télécommunication...) peuvent voir leurs congés annulés ou reportés arbitrairement par un employeur qui peut également allonger le nombre d'heures travaillées par semaine jusqu'à soixante heures sur une ou deux semaines. Preuve est ainsi faite que le travail reste uniquement du temps de travail et les travailleurs un instrument dont la mobilisation en temps de crise systémique compte plus que les demandes des salariés d'avoir un code du travail qui protège la condition du travailleur.

Le troisième et dernier aspect de la biopolitique libérale liée au confinement est le rapport culturel riches/pauvres. De prime abord, le confinement est neutre car il concerne tout le monde. Le Covid-19 aussi. Il n'a pas de tête chercheuse au sens où il frappe toutes les classes sociales de façon indifférenciée. Cependant, le confinement ne gomme point les inégalités socio-économiques et les différences culturelles qui resurgissent sur lui et donnent lieu à des disparités comportementales. L'État néolibéral ne les tolère pas car, d'après le néolibéralisme, les citoyens sont tous identiques et ont tous une dotation financière qui permet de participer au marché. L'opérationnalisation du confinement par l'État néolibéral montre pourtant une opposition analytique et culturelle riches/pauvres caractéristique de longue date de la tradition libérale où les pauvres ont toujours été jugés avoir des habitudes culturelles indisciplinées au point de constituer un danger à la sécurité à la fois physique et économique des riches puis de la nation tout entière.

Cet aspect des choses est mis en évidence du côté de la France par le reproche que le philosophe Michel Onfray a formulé à l'endroit d'Emmanuel Macron d'être laxiste à l'égard de la banlieue française et d'autoriser ainsi celle-ci à contaminer tout le monde. Critique qui, non seulement désigne en filigrane le manque de discipline de la culture populaire dont la banlieue est le berceau, mais aussi, évite de souligner le confinement économique dont la banlieue française est synonyme depuis des années comme condition d'impossibilité de sa résistance aux consignes de l'État français. Sauf si on devient adepte d'un confinement type *Speenhamland* où fut mis en place un système qui nourrissait les pauvres en Angleterre et interdisait leur déplacement dans une circonscription autre que celle qui les prenait en charge, il semble évident que les démunis et/ou les pauvres aient plus besoin de se déplacer pour gagner leur vie que les nantis.

En Belgique, la même opposition culturelle riches/pauvres est apparue dans la ville de Liège dans une lettre du bourgmestre Demeyer adressée le 30 mars 2020 spécifiquement à des personnalités originaires d'Afrique subsaharienne dans le but de rappeler la prudence face à l'épidémie de coronavirus. Lettre elle-même en réaction au signalement des médecins ayant noté une forte propension d'infectés parmi les Belges originaires d'Afrique subsaharienne. Malgré le Covid-19 et les mesures de confinement, ces Belges d'origine africaine auraient continué à se réunir dans des rassemblements évangéliques. Lettre qui a entraîné une réaction de certaines organisations accusant son expéditeur de stigmatisation communautaire et de racisme. On retrouve encore une fois ici ce que Sylvie Laurent appelle *un racisme sans racistes* car la philosophie néolibérale considère que tous les citoyens sont des Hommes économiques identiques au sens de citoyens consommateurs. Et même si le bourgmestre en question a ciblé les Belges de race noire car originaires d'Afrique subsaharienne, le confinement demeure *color-blind,* c'est-à-dire indifférent à la couleur de peau. Preuve est ainsi faite que, de façon générale, et donc inévitablement conjoncturelle, la biopolitique néolibérale est aveugle face aux traitements discriminatoires au logement, à l'emploi et à l'éducation car elle nie leur existence en se concevant comme une technique politique post-raciale.

Cette opposition culturelle riches/pauvres réapparaît dans l'appareillage sécuritaire international à déployer en soutien aux pays pauvres. Les responsables onusiens expliquent l'urgence de cette aide, non en mettant en avant des vies humaines à sauver, mais le fait que le coronavirus peut se répandre à une vitesse exponentielle dans une Afrique sans protection, muter et revenir en Occident sous une nouvelle forme complètement inconnue.

In fine, le confinement est une technologie politique disciplinaire des corps (rester chez soi, se déplacer uniquement dans un rayon au-delà duquel une autorisation est nécessaire, porter des gants, porter des masques, tousser dans son coude, respecter une distance d'un mètre cinquante entre personnes dans une queue, ne plus se serrer la main, ne plus s'embrasser, se laver les mains au savon, les désinfecter au liquide hydroalcoolique...) et une civilisation des mœurs culturelles (diminuer les circulations quotidiennes, discipliner la culture des pauvres) dont la mise en œuvre invoque et évoque une méthode carcérale et asilaire. L'hôpital soigne, la prison punit et le confinement sauve les individus et la société d'une contamination généralisée et ingérable au Covid-19 parce qu'il joue en même temps le rôle de la prison, de l'hôpital et de l'asile. Il y a en effet recours à des dispositifs de confinement dans la technique carcérale dont le but est d'isoler du reste de la société, dans la technologie hospitalière dont le rôle est de soigner la société et dans la philosophie asilaire dont la fonction est de cacher ceux qui ne sont pas des criminels mais des fous.

Dans cette logique, un confiné est à la fois « un fou », ce qui explique son confinement obligatoire qui sinon n'aurait pas été nécessaire, et « un criminel » lorsqu'il prend la responsabilité de transgresser ledit confinement en pleine épidémie de Covid-19. Il est aussi « un fou » pour une raison supplémentaire : seuls les fous se voient imposer un traitement par une autorité savante et hiérarchique qui le trouve bon pour eux, même à leur corps défendant, comme le montrent ceux qui transgressent le confinement. Le confinement est un traitement que l'État néolibéral impose aux populations sans demander leur consentement, en les considérant ainsi comme des fous à mettre en asile par mobilisation de la raison d'État comme raison sanitaire.

Il en résulte inévitablement une réorganisation de l'espace national à travers un dispositif de fermeture des frontières, de quadrillage, de repérage, de surveillance et d'individualisation. Comme le dit Michel Foucault, « on obtient un espace découpé, immobile, figé, [où] chacun est arrimé à sa place. Et s'il bouge, il y va de sa vie, contagion ou punition »[24]. Comment donc confiner

[24] Cité par Boullant, F. (2003), *Michel Foucault et les prisons*, Paris, PUF, p. 24.

les prisonniers dont la structure fonctionnelle des lieux, si adaptée à leur isolement de la société en temps normal, devient, en pleine crise du coronavirus, source d'une proximité physique et géographique pouvant diffuser le Covid-19 au sein de la prison en faisant de l'espace confiné un *cluster* du virus ?

Statistiques et indicateurs en « Covidie »

« Covidiens » et « Covidiennes sont les habitants de la « Covidie », nouveau pays créé par le Covid-19 et ses conséquences. La « Covidie », l'autre nom de la société pandémique moderne, est habitée de confinés ayant la nationalité « covidienne ». Ils ont ceci de particulier qu'ils étaient habitués, encore terriens, au yoyo des indices boursiers : Cac 40, Dow Jones, Bel 20, Nikkei 225, MSCI World, Nasdag 100, S&P 500, Euro Stoxx 50, FTSE 100... Ces indices faisaient la pluie et le beau temps des terriens. Leur hausse était signe de bonne santé économique assimilée à la bonne santé sociale, sociétale et politique. Ils étaient tellement importants qu'ils avaient désormais des sentiments humains. Les journaux, à longueur de journée, tiraient la sonnette d'alarme lorsqu'on osait s'inquiéter de la hausse des inégalités, de la pauvreté, des faibles salaires, de l'absence de protection des travailleurs et du chômage de masse. Il ne fallait surtout pas perturber les statistiques boursières, dieux de la vie bonne dans le meilleur des mondes des terriens. « Les marchés n'aiment pas ceci et cela », « Les marchés sont nerveux », « Les marchés sont frileux » sont quelques phrases qui avertissaient le monde du danger qu'il courait à perturber le Cac 40, le Bel 20 ou encore le Nikkei 225, dont la vengeance serait féroce sur les terriens ayant osé énerver le dieu Marché aux desseins sondables uniquement par les initiés et ceux qui les paient. Les marchés étaient désormais extérieurs aux hommes et femmes et agissaient sur eux comme une volonté extraterrestre, une intelligence supérieure, caractéristique de la société moderne.

En « Covidie », ces indices boursiers et leurs statistiques se sont brutalement tus. Garants du nirvana pour les terriens, ils sont désormais myopes et muets alors que les « Covidiens » et les « Covidiennes » ont pourtant besoin de leur main invisible pour se débarrasser du Covid-19 qui empêche de travailler, de consommer, de voyager, de faire du tourisme, de spéculer, de faire de l'évasion fiscale et d'accumuler en bourse. Où sont donc les réactions de représailles des marchés alors que le Covid-19 fait exactement ce que les marchés et leurs indices n'aiment pas ? Comme le disent les Ivoiriens, les indices Cac 40, Dow Jones, Bel 20, Nikkei 225, MSCI World, Nasdag 100, S&P 500, Euro Stoxx 50, FTSE 100 ont-ils enfin trouvé « garçon » ? C'est-à-dire un adversaire sérieux ? Les marchés ne sont-ils des dieux que sur les Hommes et non sur les virus ? N'est-ce pas parce que les virus les ignorent et que les Hommes en font des veaux d'or ?

Bref, les « Covidiens » et les « Covidiennes » se trouvent abandonnés à eux-mêmes, au « covicide », c'est-à-dire aux morts massives et aux dégâts provoqués par le Covid-19.

S'accommoder de cette situation ne serait-ce pas constituer ce « reste muet de la politique » dont parlait Michel Foucault[25] *?*

Faire des milliers de morts des restes muets de la politique n'est-il pas la caractéristique macabre de la société pandémique moderne ?

Alors que Cac 40, Dow Jones, Bel 20, Nikkei 225, MSCI World, Nasdag 100, S&P 500, Euro Stoxx 50, FTSE 100 ont détruit

[25] Foucault, M. (1994), *Dits et Écrits*, t. 4, Paris, Gallimard, 1994, p. 707, reprenant ses propos à Genève lors de la création du Comité international contre la piraterie en juin 1981 : « Le malheur des hommes ne doit jamais être un reste muet de la politique. Il fonde un droit absolu à se lever et à s'adresser à ceux qui détiennent le pouvoir. »

l'hôpital public, clochardisé les travailleurs sociaux, dévalorisé le service public, détricoté le Code du travail et la solidarité comme valeurs sociétales, seules leurs victimes sont aujourd'hui au front, au chevet d'une société laminée par les indices boursiers à préserver. C'est l'ironie du sort...

En conséquence de quoi la « Covidie » a découvert de nouvelles statistiques. Ses médias parlent toujours de phase ascendante de la courbe, de pic de la courbe, de point d'inflexion de la courbe, de zone plateau de la courbe et de phase descendante de la courbe, mais il s'agit désormais d'expressions élégantes, savantes, formelles et insensibles pour désigner des tombereaux de cadavres en direction des cimetières. Alors que le ton était généralement plus grave et alarmiste chez les terriens lorsque les indices boursiers plongeaient en bourse, la « Covidie » se caractérise par le fait que la courbe décrite n'est pas constituée de simples symboles (argent, actions, richesses) qui montent et descendent, mais de centaines de milliers de vies humaines qui s'évaporent tant à sa phase ascendante, à son pic, à son point d'inflexion, à sa zone plateau qu'à sa phase descendante. Contrairement à la courbe des indices boursiers où les phases ascendantes et le pic font gagner de l'argent aux spéculateurs et actionnaires, ces mêmes phases sont en « Covidie » celles où l'on perd le plus de vies humaines...

Apparaît ainsi en « Covidie » comme l'amorce d'un nouvel indicateur statistique, qui témoigne de la violence du système économique néolibéral et illustre ce que nous savions déjà, à savoir une corrélation négative entre la vie des êtres humains et les indices boursiers. Qu'est-ce qui rend le Covid-19 plus meurtrier qu'il ne l'est ? C'est la pauvreté, ce sont les inégalités et le recul de l'État providence que renforce le capitalisme total des actionnaires. C'est le démantèlement des systèmes de santé publics par des théories et méthodes de management axées sur ce qu'Alain Supiot appelle « la gouvernance par les nombres ». C'est la bonne santé des Cac 40, Dow Jones, Bel 20, Nikkei 225, MSCI World, Nasdag 100, S&P 500, Euro Stoxx 50, FTSE 100, jugée supérieure à celle des sociétés. C'est une Afrique au système agricole, sanitaire, énergétique et éducatif liquidés pour le remboursement de la dette, les équilibres macroéconomiques et financiers puis les bons chiffres du libre-échange. Autant ce sont les plus pauvres qui ont désormais pour cimetière le ventre de la Méditerranée parce que les pays européens veulent avoir de bonnes statistiques en matière de politique migratoire et les pays africains de beaux chiffres dans le cadre de l'ajustement structurel, autant ce sont ces priorités qui rendent les vies si fragiles que le Covid-19 n'a plus qu'à achever le travail des statistiques terriennes performantes sur la vie humaine.

Au cœur de cette situation de misère, on découvre qu'il faut, en l'absence de vaccins, 60 % d'infectés dans une population pour qu'elle développe une immunité collective. La grande contradiction est que le confinement empêche la contamination et donc retarde sans cesse le seuil des 60 % de la population infectée. Et ce retard des infectés dû au confinement permet au système de santé de ne pas imploser et d'être toujours en capacité de soigner les « Covidiens » et « Covidiennes » infectés et malades. Il y a donc ainsi un conflit entre l'objectif d'une immunité collective et celui d'assurer le bon fonctionnement du système de santé par le confinement.

Et si on exploitait un tel seuil pour résoudre la question sociale, notamment la pauvreté dans les sociétés capitalistes modernes ?

Et si on décrétait qu'il faut que 60 % de la population active s'enrichisse pour atteindre un enrichissement collectif, une immunisation collective contre la pauvreté ?

Et si on constatait que cet enrichissement collectif est incompatible avec le confinement de la pensée économique dans le néolibéralisme, où seul l'enrichissement a une explication et pas la paupérisation ?

Et si une infection collective au Covid-19 permet d'atteindre une immunité collective, une contagion collective à la solidarité ne pourrait-elle pas permettre une société moins inégalitaire, la nôtre, où les 10 % les plus riches possèdent plus de la moitié du PIB mondial ?

N'est-ce pas là le plus grand virus à combattre une fois (dé)confinés ?

N'avons-nous pas besoin d'une éthique des nombres qui nous sortirait du néolibéralisme comme pandémie sociétale globale dont les indices boursiers sont parfois les indicateurs ?

Les « covicides », meurtres de la méthode scientifique

En sciences sociales, le sociologue portugais Boaventura de Sousa Santos[26] a conceptualisé une réalité historique et contemporaine. Le néologisme « épistémicide » est de lui. Ce que Boaventura De Sousa Santos met en exergue revient à signaler que l'épistémologie dominante, à savoir la conception des méthodes et des démarches d'accès à la connaissance ainsi que celle des instances de leur validation sont, en sciences sociales, d'inspiration occidentale. Le constater ne revient nullement à contester leur validité comme méthode et encore moins la légitimité des instances de validation des savoirs qui en découlent. La problématique du sociologue portugais est autre. Elle revient à signaler qu'aucune science sociale, et l'épistémologie sous-jacente n'y fait nullement exception, ne se construit sans puiser ses idées, ses hypothèses, sa démarche et ses instances de validation dans la société dont elle est fille. En d'autres termes, l'épistémologie dominante en sciences sociales parle de l'Occident et de ses problèmes à des moments précis de son histoire.

Dans ces conditions, s'appuyer sur une telle épistémologie pour lire et comprendre les sociétés extra-occidentales et y concevoir des politiques de développement est un génocide culturel, identitaire, imaginaire et de l'entendement des choses. Une telle

[26] Santos, Boaventura de Sousa (2016), *Épistémologies du Sud : mouvements citoyens et polémique sur la science* [2014], trad. J.-L. Laville, Paris, Desclée de Brouwer.

méthode est une brutalisation et un mépris du réel des autres de sorte que le caractère scientifique de cette méthode se mue en domination culturelle une fois qu'elle ne traduit plus fidèlement la réalité autre qu'occidentale. Les injustices politiques, sociales, anthropologiques et économiques que connaissent les sociétés extra-occidentales ont un fondement épistémologique. En d'autres termes, une injustice peut aussi être épistémologique au sens où elle entraîne un « épistémicide », c'est-à-dire une méthode de recherche et un mécanisme/procédure de validation des connaissances dont les programmations ne sont pas équipées pour saisir les émergences et les innovations des sociétés extra-occidentales ni pour permettre le déploiement des capacités propres auxdites sociétés. Preuve est ainsi faite que la méthode scientifique et ses instances de validation devenues des modèles dominants peuvent tuer des cultures, des identités, des imaginaires, d'autres savoirs et leurs fondements. Elles peuvent donc aussi tuer des Hommes et des sociétés étant donné qu'elles donnent naissance à des politiques de développement qui cherchent l'Occident en terres extra-occidentales et, ainsi, ne permettent pas de comprendre ces terres en elles-mêmes et leurs populations dans leurs pratiques.

Si Boaventura de Sousa Santos dénonce ainsi en filigrane les rapports de domination culturelle et conflictuelle entre l'Occident (le centre, la science, le savoir méthodique, le pouvoir, l'ordre méthodologique) et les sociétés extra-occidentales (la périphérie, le populaire, l'absence de méthode, le préscientifique, les dominés, le désordre méthodologique), le Covid-19 a mis en évidence le fait qu'un « épistémicide » peut devenir un « covicide », c'est-à-dire un fondamentalisme de la méthode et des dispositifs de validation de la recherche qui entraînent des morts de Covid-19. Fondamentalisme de la méthode et des procédures de validation des recherches qui accordent moins d'importance à la santé des populations atteintes de Covid-19 qu'au respect de la rationalité formelle et de la procédure dc validation d'un traitement/médicament. La figure du désordre méthodologique et de la périphérie a été incarnée par le professeur Raoult, épidémiologiste de renommée mondiale défendant le traitement du Covid-19 à l'hydroxychloroquine dès l'apparition des premiers symptômes quand l'élite scientifique, le centre et l'ordre méthodologique étaient parisiens. Marseille, terre de travail du professeur Raoult, de son laboratoire et de ses recherches a ainsi fait figure de périphérie, de peuple, d'absence de méthode et donc de science, face à Paris, cœur de la science et lieu de l'ordre méthodologique en matière de recherche et de validation des traitements. Le traitement du professeur Raoult avait beau enregistrer des témoignages de guérisons, y compris de hautes personnalités de l'État français, cela ne lui permit aucunement d'échapper aux analyses dédaigneuses des ayatollahs de la méthode scientifique qui, par leur intégrisme méthodologique, avaient oublié le plus important face à un Covid-19 extrêmement létal : soigner les gens et essayer de soigner toujours.

Sans modèle de référence historique sur lequel s'appuyer pour traiter la maladie meurtrière, face à l'urgence de la situation, le temps n'invitait pas à se mettre au service de la méthode pour la méthode mais engageait à traiter les malades avec un traitement qui les soulage, les soigne et les maintienne en vie. Mettre la méthode en tête des priorités par rapport à l'urgence de sauver des vies a fait de la méthode un « épistémicide » et d'un « épistémicide » un « covicide ». On aboutit de ce fait à ce que nous appelons des meurtres de la méthode et donc des morts politiques car ceux qui décèdent du Covid-19 – alors qu'on peut les sauver si l'on applique un traitement basique très tôt – ne sont pas les « restes muets de la politique ».

Autant, dans le cas de l'Afrique subsaharienne, la méthode économique promue par le FMI combat la continuation des pratiques financières populaires grâce auxquelles les populations africaines échappent à la pauvreté et à l'exclusion financière d'un système financier libéralisé que promeut cette instance financière internationale, autant, avec le Covid-19, les intégristes de la méthode scientifique se sont montrés plus préoccupés par la méthode en elle-même que par le fait de soigner des malades. Le professeur Raoult avait un réel avantage sur eux. Il n'était pas qu'un chercheur qui s'occupait et se préoccupait des éprouvettes, des protocoles de recherche et des validations des résultats. Il était aussi un médecin, c'est-à-dire un Homme dont le but est de soigner des gens, un Homme qui a fait le serment de ne point reculer devant ce qui soulage du mal-être psychosomatique et des organes. Là où les adeptes de la recherche pour la recherche ont dans leurs yeux la poutre d'un modèle méthodologique où la rationalité formelle exclut toute question sur le sens sociétal du protocole d'expérience suivi, ne se pose aucune question sur les besoins sociétaux du moment et encore moins sur la dimension éthique de la méthode face à ces besoins urgents, le professeur Raoult a l'avantage d'adjoindre une rationalité substantielle qui pose la question du sens de la recherche, de son utilité sociétale à un moment donné et de sa base éthique lorsqu'elle oublie de servir la vie des Hommes.

Existe-t-il une méthode posée quelque part, déjà prête et parfaitement adaptée à toutes les situations ?

Il nous semble que la recherche et la découverte scientifique ont historiquement été plus enrichies par des esprits qui ont innové en faisant du hors-piste méthodologique, par des esprits qui ont évité les figures imposées d'une méthodologie devenue un totem, un fétiche et qui ont construit des figures méthodologiques libres ouvrant la voie à d'autres façons de faire.

Combien d'écrivains ne sont-ils pas devenus des génies de la littérature parce qu'ils ont écrit comme personne d'autre auparavant ?

Combien de découvertes scientifiques n'ont-elles pas relevé du hasard, permettant de trouver X à l'arrivée alors qu'elles cherchaient Y au départ ?

Combien de scientifiques de renom ne doivent-ils pas leurs découvertes et leur renommée au fait qu'ils sont sortis de la standardisation de la recherche par les *peer review* et du confinement de la pensée que cela impose ?

N'avons-nous pas, via cette figure du professeur Raoult, la preuve que la société pandémique moderne est une culture de standardisation qui peine à innover et donc à créer des politiques conjoncturelles dans tous les domaines à cause d'une uniformisation des procédures, des organisations, des régulations, des comportements et des produits ?

Sans modèle historique de référence sur lequel se calquer pour sauver rapidement des vies, le professeur Raoult est sorti du fondamentalisme de la méthode en inventant une autre méthode au service non de la méthode mais du soin et de la vie. Cette méthode se résume de la façon suivante : on teste massivement, on détecte et on traite très tôt les porteurs du Covid-19 car tous les morts du Covid-19 suite à des complications cardiaques sont encore porteurs du Covid-19 alors que l'hydroxychloroquine permet de diminuer drastiquement et de faire disparaître la charge virale en évitant ainsi la phase meurtrière des complications cardiaques. Une telle méthode face à l'urgence sanitaire ne peut venir d'un fondamentaliste de la méthode mais uniquement de la connaissance par l'usage d'un médicament (*learning by using*) et de la connaissance par la pratique du soin (*learning by doing*) d'un médecin.

C'est aussi via la figure du professeur Raoult qu'une autre facette des « épistémicides » s'est révélée à nous. Le fondamentalisme de la méthode est hautement politique et va de pair avec le fondamentalisme des protocoles portés et promus par les instances de validation dont la préoccupation première est moins le soin des populations que la maladie. Le traitement du professeur Raoult est apparu comme un empêcheur de tourner en rond pour une industrie pharmaceutique qui, avec sa toute-puissance, décide des méthodes de validation des médicaments, finance les recherches et en commercialise les résultats en enregistrant de plantureux profits. Profits d'autant plus élevés ici que la molécule qui soigne n'entraîne plus des coûts économiques supplémentaires une fois qu'elle est trouvée car on se contente de dupliquer sa formule chimique au même prix ou à un prix plus élevé. Ainsi, avoir le privilège d'imposer une méthode comme la seule méthode dans un domaine aussi vital est un pouvoir politique et économique que préservent jalousement ses détenteurs comme monopole du marché du soin dans un monde capitaliste où la santé devient une marchandise devant répondre à la loi de l'offre et de la demande. Celui qui, dans un tel monde, soigne les malades à bas prix détruit le marché et annule une demande d'autant plus certaine que la maladie tue et que son caractère meurtrier renforce les profits de ceux qui détiennent le monopole du médicament légitime.

Ce monopole détenu par l'industrie pharmaceutique pouvait être toléré si, en suivant les méthodes qu'il impose aux chercheurs, le monde n'avait enregistré des tonnes de cadavres suite à la consommation, pendant des années, des médicaments et des traitements validés par la méthode scientifique *ad hoc* de l'industrie pharmaceutique. On connaît l'histoire du Mediator et de plusieurs autres médicaments mis en vente et prescrits parce que validés scientifiquement par les ayatollahs de la méthode mais aujourd'hui tristement célèbres compte tenu du nombre de morts à leur actif et du nombre de malades supplémentaires qu'ils ont engendrés en lieu et place du soin.

Il va donc sans dire, dans un monde où la santé devient une marchandise, que questionner la rationalité du mal qui peut se glisser dans la méthode scientifique lorsqu'elle se débarrasse de la question des besoins vitaux des populations est obligatoire. Les handicapés du quinimax se comptent par millions en Afrique où ce médicament a été prescrit par l'OMS pendant des décennies. Il est donc primordial, ainsi que le souligne la philosophe Cynthia Fleury[27], de se souvenir, dans le domaine de la santé, qu'on ne soigne pas des maladies mais des Hommes. De ce fait, la recherche, le chercheur et sa méthode ne peuvent, dans le monde du soin, faire fi du fait qu'ils sont des rapports anthropologiques, politiques et sociaux dont l'efficacité dans le soin dépend beaucoup de leur sens et de la prise en compte des besoins humains tant dans le traitement du malade que de celui du travailleur du *care* dont il faut se garder de faire un simple auxiliaire du comptable/gestionnaire de l'hôpital.

Aujourd'hui, seul le rapport économique domine alors que les populations perçoivent clairement que leur bien-être est dans la qualité des rapports anthropologiques, sociaux et politiques. La preuve en a été donnée au début du mois de mai 2020, période d'amorce du déconfinement dans de nombreux pays européens. Devant le téléviseur, le *zapping* nous conduisit par un hasard sur

---

[27] Fleury, C. (2020), *Ci-gît l'amer : guérir du ressentiment*, Paris, Gallimard.

un fait divers. Pris dans un bouchon, le professeur Raoult fut reconnu par un conducteur, puis un deuxième, un troisième et ainsi de suite, au point qu'une foule se forma autour de son véhicule et scanda : « continuez », « merci », « c'est vous le meilleur », « en plus, il roule en Dacia pas en Mercedes ! ».

Dans cette anecdote, toute la quintessence du rapport économique, social, anthropologique et politique entre le peuple et l'élite puis ses méthodes est bien traduite. Le peuple de France sait faire la différence entre celui qui se préoccupe de sa santé et ceux qui se préoccupent de la méthode, un objectif élitiste et corporatiste qui ne fait pas sens pour un malade qui cherche à être soigné. Le peuple de France distingue celui qui se préoccupe des traitements accessibles aux petites gens et ceux qui font confiance aux instances de validation officielles et à l'industrie pharmaceutique dont les intérêts sont plus économiques que ceux du soin. Ce peuple de France, symbolisé par ce rassemblement autour du professeur Raoult en pleine rue, est assez intelligent pour constater que c'est à lui de célébrer la vie en célébrant un de ses serviteurs dont cette petite foule suffit à la gloire quand d'autres, en face d'eux, sont obnubilés par la découverte qui leur assurera une gloire d'autant plus éternelle que le Covid-19 aura provoqué une hécatombe et que leur renommée serait proche de la prospérité des pompes funèbres. En fait, plus le Covid-19 aura été meurtrier, plus le vaccin sera économiquement rentable, et plus les scientifiques auteurs du vaccin seront célèbres.

« En plus il roule en Dacia pas en Mercedes ! » Ces mots, lâchés dans la foule par un des admirateurs du professeur Raoult, témoignent du rapport du peuple aux choses, de son mépris du luxe et de l'association qu'il fait entre l'élite et certains produits ou types de consommation. Comme quoi, la preuve qu'il n'est pas comme les autres grands professeurs est donné par le fait qu'il roule en Dacia, voiture du peuple. Dis-moi dans quoi tu roules, je te dirai qui tu es et quel est ton rapport aux Hommes et aux choses. Cette dimension est extrêmement importante car s'attacher aux choses, en faire des totems de notre statut et de notre classe sociale, explique aussi le fondamentalisme de la méthode scientifique de certains chercheurs qui oublient les Hommes, la société et leur bien-être pour s'attacher foncièrement à la méthode ou à un statut, celui d'être le découvreur du vaccin ou du traitement optimal.

La figure du professeur Raoult est une critique de la rationalité illimitée qui, dans la méthode scientifique, a l'orgueil de trouver des solutions qui sont optimales (le vaccin contre le Covid-19 comme *first best*) alors que, pratiquement, l'Homme se contente très souvent de ce qui le satisfait comme le traitement à l'hydroxychloroquine (un *second best* en attendant le vaccin). Il s'avère par ailleurs que ce *second best* est le meilleur tremplin vers la recherche du *first best* sans occasionner trop de pertes en vies humaines dans la conscience. La rationalité limitée, mise en avant par le Nobel d'économie Herbert Simon, est donc plus adaptée aux règles de la modestie, de la sobriété et de la frugalité auxquelles nous invite cet épisode de confinement et dont elle nous fait redécouvrir les vertus, même sur le plan climatique.

Les meurtres de la méthode nous interpellent sur l'histoire de la modernité capitaliste. Ils réactualisent, à travers le Covid-19, ce que la transformation de la méthode en style de vie et en idole sacrée fit par moments de la vie des Hommes tant en Europe que dans des régions extra-occidentales. Il s'agit d'être contemporain non en niant ce que la science et sa méthode ont apporté comme bien-être au monde, mais en maintenant nos consciences en éveil sur sa capacité à infliger le mal. L'hypothèse wébérienne suivant laquelle l'esprit du capitalisme est marqué par un attachement à la méthode, à l'esprit d'entreprise et à la réussite économique permet de comprendre avec Boaventura de Sousa Santos que l'épistémologie de la recherche qui en est issue est une épistémologie occidentalo-centrée dont la « philosophie de l'avarice » a mis le monde dans la « cage d'acier » du capitalisme. Régis par la rationalité formelle, déconnectant éthique et efficacité, les marchés aux esclaves et la colonisation ont été méthodiques au sens du marché, des investissements et des retours sur investissements, mais ils ont aussi disséminé la mort, la souffrance et la négation de l'Homme par l'Homme. L'État colonial et l'apartheid qui en était la logique de fond et de surface étaient basés sur l'organisation scientifique du travail de Frederick Winslow Taylor, prônant une division stricte et hiérarchique du travail entre colons et indigènes, puis entre la colonie et la métropole. Les travaux de Zygmunt Bauman et la lecture de Primo Lévi nous ont appris que l'organisation génocidaire (la Shoah) n'aurait pas eu une efficacité maximale sans l'apport décisif de la méthode scientifique de l'économie politique moderne (division du travail, dispositif de surveillance, procédures juridiques et administratives, principes de rentabilité, destruction créatrice...). C'est la même science sans conscience et le même fondamentalisme de la méthode que l'on retrouve dans les propos de deux éminents chercheurs français proposant d'aller tester sur les Africains les pré-vaccins contre le Covid-19.

En effet, le 20 mars 2020, lors d'une conversation sur la chaîne française LCI au sujet des travaux sur la recherche d'un vaccin contre le Covid-19, le professeur Jean-Paul Mira, chef du service de réanimation à l'hôpital Cochin propose à son interlocuteur, le professeur Camille Locht, directeur de recherche à l'Inserm, une méthode qui consisterait à tester ces vaccins non encore aboutis sur des populations africaines, là où il n'y a ni masque, ni traitement, ni réanimation. Propos qui ont entraîné un tollé mondial car ils révèlent, encore une fois, le rapport de l'élite au peuple, de la science au populaire et du centre à la périphérie. Imaginer que les Africains, principalement les peuples pauvres, soient pris pour des cobayes est non seulement une caractéristique remarquable de « la mission civilisatrice », mais aussi le propre des rapports historiques entre la science médicale historique et l'Afrique. La mémoire africaine est lourde des sanglots des millions d'Africains sacrifiés dans des essais de vaccins et de traitements expérimentaux pendant la période coloniale. Il apparaît qu'en 2020 le professeur Jean-Paul Mira est non seulement l'incarnation de la méthode sans considérations éthiques, mais aussi la confirmation qu'on peut être un grand scientifique mais être d'une inculture abyssale, mieux, un maître ignorant sur l'histoire meurtrière des protocoles de recherche de la médecine occidentale en Afrique. Cela fait de la société pandémique moderne une réplique scientifique de la condescendance de la « mission civilisatrice » en zones extra-occidentales.

In fine, nous pouvons souligner que le confinement et les meurtres de la méthode scientifique exigent que le monde actuel construise tant une éthique du soin que des chercheurs et des personnes qui soignent les corps autant que la planète. Le moment Covid-19 révèle qu'un capitalisme qui répand l'avarice et la méthode y afférente ne peut être un fondement fiable d'une éthique du soin car son esprit fait de la santé une marchandise et du malade un consommateur de produits de santé qu'il doit acheter – s'il a un pouvoir d'achat. Ramener la santé dans le giron des États et des services publics peut aider. L'Afrique peut aussi beaucoup aider le monde dans ce domaine grâce aux enseignements de son éthique du soin.

Dans l'Afrique ancienne et même dans celle du XXIe siècle, il existe, en dehors de la médecine moderne, une distribution sanitaire des sociétés entre le guérisseur, le sorcier ou le féticheur qui soigne réellement les Hommes et les charlatans. Les sociétés africaines reconnaissent le guérisseur, le sorcier ou le féticheur doté de vraies capacités de guérison par le fait que ceux-ci accordent plus d'importance à l'acte de soigner qu'à celui d'être payé en retour pour leur service. Autrement dit, les charlatans de la santé sont ceux qui mettent les paiements financiers ou en nature en avant par rapport au soin, alors que ceux qui sont certains de leur don de guérir sont dans une posture où ils ne demandent pas d'être payés en retour et laissent cette initiative au libre arbitre de leurs malades. Par contre, et c'est là que réside la force de l'éthique du soin dans la culture africaine, l'échange symbolique préalable à tout soin est obligatoire, il n'est pas facultatif. En d'autres termes, le vrai guérisseur africain vous demande symboliquement de lui passer n'importe quel objet avant de commencer son traitement. Cet objet – qu'il ne garde pas et que vous devez lui passer symboliquement – peut être une pièce de monnaie, un bout de pain, un livre, un crayon, une chaussure, un caillou, un verre, une bouteille, un bout de bois... n'importe quel objet. Ce qui fonde l'éthique du soin ici n'est pas l'objet passé au guérisseur mais le geste symbolique de passer un objet à celui ou celle qui nous procure des soins. On reconnaît ici le cycle réciprocitaire de l'éthique bantoue du soin. Comme le guérisseur considère qu'il a reçu gratuitement ses dons de soigner de l'intelligence millénaire du cosmos et de ses forces, lui passer un objet quelconque en guise de début du traitement est une reproduction symbolique d'un geste de générosité qui reconnaît le don qui lui a été fait par le cosmos. C'est une façon de dire merci au cosmos et de lui manifester sa reconnaissance.

L'éthique du soin qui se dégage de ces pratiques symboliques se pose à l'encontre du soin envisagé comme une marchandise. Elle considère le soin comme générosité thérapeutique reconnue et liée au cosmos, comme transmission à l'autre d'une force vitale et de guérison qui n'a pas de prix mais mérite juste la reconnaissance du don inestimable du cosmos de par le fait qu'elle soigne et continue la vie. Le respect et la considération dont jouissent de tels guérisseurs africains dans la société dépassent largement le statut que confère l'enrichissement économique. Anthropologiquement et spirituellement, ces guérisseurs africains expliquent qu'ils ne peuvent continuer à soigner s'ils commencent à se faire payer car non seulement ils doivent être corps et esprit dans le soin et pour le soin, mais aussi ils ne peuvent monnayer un don gratuit des forces du cosmos. Automatiquement, avoir un tel détachement par rapport à l'accumulation pour privilégier le soin des Hommes et la reconnaissance de notre dette envers le cosmos ne peut que faire d'une pierre deux coups en soignant à la fois les corps humains et la nature.

Personne n'a autant contribué à la santé sociétale pendant cette période de Covid-19 que l'inventeur suisse du gel hydroalcoolique. Ce que ce professeur de médecine a de particulier et qui renvoie à l'éthique africaine du soin est qu'il n'a jamais breveté ni commercialisé son invention pour s'enrichir (il s'en moque par ailleurs d'après son interview). Le médecin épidémiologiste et infectiologue aux hôpitaux universitaires de Genève (HUG), Didier Pittet, puisqu'il s'agit de lui, a fait don de son invention à l'OMS. Il a « raté » d'être aujourd'hui milliardaire étant donné l'usage mondial et industriel de son invention mais a ainsi sauvé des milliards de vies humaines. « Vous seriez l'un des hommes les plus riches du monde », lui fait remarquer un journaliste en pleine crise du Covid-19. « Peut-être, peut-être pas, ça n'a pas d'importance », répond le professeur. L'infectiologue suisse a cependant critiqué la flambée actuelle du prix de son invention : « Ça coûte environ un euro. De le vendre tout à coup à vingt euros, c'est totalement irrespectueux. » Irrespectueux de la vie. L'éthique africaine du soin, que partage cet infectiologue charismatique, peut garder au *care* cet attribut que lui accorde Didier Pittet qui considère la médecine comme « le plus beau métier du monde », une proximité avec les gens de manière simple et humaine, un esprit que ne possède malheureusement pas la société pandémique moderne.

Covid-19 et mains invisibles

Le réveil est un peu difficile ce matin. Nous avons appris via Facebook la mort de Pape Diouf ancien président de l'Olympique de Marseille (OM). Avant lui, quelques jours plus tôt, c'est Manu Dibango, célèbre saxophoniste camerounais qui succombait aussi au Covid-19. Pourquoi en avons-nous assez de cette saloperie et accusons-nous tant le coup ce matin, alors que cela fait des semaines qu'elle décime des milliers d'hommes et de femmes à travers le monde ?

Sans doute que nous pensions que le Covid-19 était juste un mauvais vent qui passait sur la terre, une brève conjoncture, une mauvaise passe qui ne saurait durer. Nous nous rendons compte qu'il n'en est rien. C'est un ouragan qui a embrigadé le monde dans l'œil du cyclone. Aussi pensons-nous avec émotion à Pape Diouf et à Manu Dibango, car ils sont certainement des personnes avec lesquelles nous avions, sans nous en rendre compte, développé une sympathie à distance alors que nous ne les avions jamais rencontrés. Disons que Pape Diouf et Manu Dibango étaient nos amis inconnus d'eux-mêmes, nos amis à distance avant la distanciation sociale du confinement.

La société pandémique moderne n'est-elle pas aussi une société de liens sociaux, de solidarité, de deuils et de sympathies à distance ?

Leur passage de vie à trépas suite à une infection au Covid-19 a été pour nous ce « décès de trop ». Celui qui, dans notre cas, nous rappelle tous les nôtres partis, tous les autres tués par le virus et toutes les douleurs vécues en images car elles étaient celles des autres, le réel des autres. Grande désolation et confusion donc dans notre esprit ce matin lorsque nous nous rendons compte de la réalité du message d'une main invisible spirituelle suivant laquelle nul ne sait ni comment ni où la mort le frappera. Nul ne sait comment il quittera ce monde. Cela est démontré par Manu Dibango et Pape Diouf car s'il est une chose pour laquelle on aurait pu gager nos yeux, c'est la conjecture suivant laquelle Pape Diouf et Manu Dibango, hommes de foules et faisant foule par leur profession, quitteraient ce monde par des enterrements fortement courus. Rien de cela, ils ont été inhumés dans l'anonymat le plus total alors que l'un, ancien président à succès de l'OM et agent de footballeurs, aurait en temps normal rempli le stade Vélodrome pour un adieu chaud des Marseillais, et que l'autre, star planétaire de la *world music*, aurait été honoré par l'Afrique, une foultitude de fans et ses collègues. Les quelque quatre personnes présentes à l'enterrement du saxophoniste Manu Dibango scrutaient son cercueil au loin. Contraste saisissant avec sa vie de star planétaire que tout le monde voulait toucher ou rencontrer, des opportunités immortalisées par des *selfies* qu'on gardait jalousement.

Nous arrivons au monde seul, confiné dans le ventre de notre mère, et nous le quittons seul, confiné dans notre cercueil ou notre urne. Ce sont actuellement nos deux certitudes. Les enterrements déserts des morts du Covid-19 ont plus que jamais renforcé cette certitude concernant la solitude de notre débarquement/embarquement terrestre.

Il nous est soudain venu à l'esprit que, d'un ton martial, plusieurs chefs d'État avaient déclaré la guerre au Covid-19. Guerre contre une main invisible, un ennemi furtif lourdement armé, impavide devant les humains et prêt à étendre son espace vital, son

Lebensraum comme le dirait Adolphe Hitler ou son *Spazio vitale* comme le dirait Benito Mussolini.

Une dictature politique meurtrière n'aurait-elle pas dans son expansion politique et spatiale la même dynamique que celle du Covid-19, qui vise à tuer, tuer et encore tuer sans vergogne afin de rester en vie et de s'installer confortablement ?

Une dictature politique meurtrière n'est-elle pas en fin de compte un virus politique qui avance en écrasant des vies et des sociétés pour en faire son mortier ?

Contre ces dictatures les Hommes ont organisé des résistances. Contre le Covid-19 le confinement correspond à cette résistance. C'est un « encampement » du monde pour l'isoler du virus de la mort qui rode tous azimuts en dehors du camp et prêt à se servir de nous comme courroie de transmission si nous sortons du camp, de nos maisons. Pour une fois, l'encampement dans nos maisons protège de la mort et sert la vie alors qu'en politique le camp en constitue historiquement un antonyme. Le confinement est la tranchée de la Grande Guerre en plus *light* car nous pouvons aller prendre un yaourt au frigo en caleçon, barbe non rasée, cheveux épars sur la tête et l'esprit un peu brumeux mais sans bombes qui tombent au-dessus de nos têtes. La société pandémique moderne est une simulation de la guerre totale du XXe siècle, qui ne se fait plus dans la réalité sauf confinée à certains pays (Soudan, Somalie, RDC, ex-Yougoslavie, Syrie, Ukraine...). L'ennemi est cependant invisible donc plus redoutable car susceptible d'être le leurre lui-même. Comment, sans le voir, lui faire efficacement la guerre par de simples gestes barrières intra-muros et extra-muros ?

Une réalité devrait pourtant apaiser le monde en ce mois de mars 2020 : le marché ! La main invisible d'Adam Smith n'est-elle pas la réalité la plus répandue à travers le monde depuis la révolution conservatrice des années 1980 ? N'est-elle pas une activité aussi invisible que celle du Covid-19 ? Ils sont donc à armes égales puisqu'invisibles tous les deux. Nous avons donc face au Covid-19, ennemi mondial invisible numéro un, un soldat tout aussi invisible, global et redoutable, le marché autorégulateur. Quoiqu'invisible, suivant la vulgate libérale, ce dernier est très puissant. Il a détruit le *welfare state*, a mis au pas l'État social en combattant la mythique *welfare queen, a* détricoté le Code du travail, a rendu, via la délocalisation, des États européens incapables de fabriquer des masques, a érigé la globalisation financière en religion, a transformé le monde en un grand village, a renforcé les inégalités et la pauvreté comme personne avant lui, a fait de la Chine marxiste une Chine capitaliste, a fait du capitalisme la fin de l'histoire, a déréglé le climat, a remplacé l'idée de solidarité par celle d'individualisme puis la sphère publique par la sphère privée.

N'avons-nous pas à travers un tel bilan une dictature invisible capable de répondre au Covid-19 tout aussi invisible ? La main invisible d'Adam Smith et le Covid-19 sont-ils amis ou ennemis ?

Il nous semble qu'ils sont les deux. Le travail de destruction massive bien visible du marché autorégulateur sur la sécurité sociale, le climat et le secteur de la santé rend plus meurtrier le Covid-19 de nos jours. Marché et Covid-19 sont donc dans ce cas deux virus complémentaires car à la fois destructeurs des vies humaines et affaiblisseurs des systèmes immunitaires des Hommes et des sociétés. Ils sont cependant aussi ennemis parce que le Covid-19 a mis le marché par terre sans aucune sympathie entre compères invisibles. Le Covid-19 rappelle enfin au marché que sans des Hommes et des sociétés en bonne santé, la main invisible d'Adam Smith ne peut exister ! Il témoigne, malheureusement via une hécatombe, du fait que le primordial reste en tout temps la santé humaine et sociale et non celle du marché, car la première rend la seconde possible alors qu'un monde déficitaire en santé humaine et sociale rend le marché et la prospérité impossibles et sans objet. Bizarrement, ce rappel du virus au marché est malgré lui un allié de la main invisible spirituelle, dont le projet chrétien est de servir la vie en abondance. Quels liens donc entre main invisible virale, main invisible comme marché et main invisible spirituelle ?

Il est ce matin encore plus difficile pour nous de comprendre la logique smithienne qui soutient une équivalence entre la main invisible spirituelle (Dieu), la main invisible virale (la nature) et la main invisible comme marché.

Confinement, démocratie et dictature

La lutte contre le Covid-19 nous apprend beaucoup sur la nature de la démocratie à partir du confinement. Quel est le système politique le plus compatible avec le confinement ? En d'autres termes, est-ce la dictature ou la démocratie qui permet d'atteindre l'optimalité du confinement dans la lutte contre le Covid-19 ? Qu'est-ce que les plus ou moins bons résultats de la dictature ou de la démocratie dans la lutte contre le Covid-19 via le confinement disent de la nature politique du confinement ? De la société pandémique moderne ?

La Chine, foyer originel du coronavirus, a expérimenté en premier le confinement comme moyen d'endiguement de la diffusion du virus dans sa population. La méthode chinoise a déployé un travail herculéen, un exploit digne des héros des *Mangas*, qui a réussi à imposer le confinement à 50 millions de personnes en les coupant complètement du reste de la Chine et du monde. Notre hypothèse consiste à soutenir que c'est la nature dictatoriale de l'État chinois qui a permis à l'Empire du Milieu de mettre en quarantaine de façon aussi drastique 50 millions d'individus. Cette dictature politique ne dispose pas seulement d'un État fort, mais aussi d'un État riche, disposant de moyens financiers colossaux pour approvisionner les confinés. Il dispose en outre d'un dispositif technologique moderne au service du renforcement de son pouvoir de contrôle, de surveillance de son territoire, de « docilisation » et de sanction de ses populations. L'armée chinoise a donc été mobilisée pour faire respecter à la lettre le confinement autant que le *big data* nécessaire à la reconnaissance faciale des Chinois infectés et placés sous surveillance algorithmique grâce aux nouvelles technologies de l'information et de la communication. Les drones ont également été appelés en renfort par la Chine pour servir de miradors électroniques surveillant et quadrillant le territoire provincial devenu un espace périphérique, impur, à isoler des bien portants, comme on le faisait jadis pour les camps de lépreux.

Apparaît ici l'autre usage possible des nouvelles technologies et de l'intelligence artificielle : le renforcement des dictatures et de la gouvernance par les algorithmes. Ces avancées ne sont donc pas seulement libératrices au sens où elles renforcent la démocratie d'opinion et de publication. Elles ne sont pas que positives au sens où elles prolongent l'intelligence humaine au point de vivre les yeux ouverts le rêve de l'Homme augmenté. Ce sont aussi des multiplicateurs de la force répressive des dictatures politiques.

La Chine a ainsi réussi à imposer un confinement aux billets de banque en initiant une politique monétaire conjoncturelle de nature bactériologique. Cette technologie monétaire a consisté, pour les banques, à faire usage des rayons ultraviolets ou de hautes températures pour désinfecter les billets usagés avant de les placer sous scellés pendant sept à quatorze jours pour être ensuite remis en circulation. « Nous devons préserver la sécurité et la santé des usagers d'argent liquide », a martelé M. Fan, précisant que les transferts de billets entre provinces chinoises avaient été suspendus. Avoir réussi à combattre avec autant d'efficacité le Covid-19 a donc nécessité de la Chine tant un confinement des Hommes, des espaces et des choses (la monnaie), qu'un soin des Hommes, des espaces (désinfection des rues) et des choses (désinfection des billets de banque). Tout cela a été imposé de façon dictatoriale.

Y aurait-il donc une compatibilité de structure logique entre le confinement et la dictature politique ?

La dictature politique n'est-elle pas le confinement d'une société et d'une population par et dans un seul centre de pouvoir, de savoir et de décisions ?

La dictature politique qui inflige déjà la mort sans inquiétudes de conscience n'a-t-elle pas moins de scrupules qu'une démocratie pour rendre un confinement efficace en piétinant des libertés et en considérant quelques brutalités comme des dégâts collatéraux dans la guerre contre le Covid-19 ?

Avons-nous un meilleur moyen pour confiner qu'une dictature politique ?

Où en est le Covid-19 en Corée du Nord ? Zéro cas, un cas, aucun cas ?

La dictature, c'est-à-dire la fermeture de ce pays au monde via un confinement consubstantiel au régime en place, l'aurait-elle isolé du reste du monde au point de le mettre hors de portée du Covid-19 ?

Faisons un pas de côté et revenons en terrain démocratique. Parmi les démocraties, la Corée du Sud est certainement le pays qui atteint les résultats les plus spectaculaires dans la lutte contre le Covid-19 en appliquant ce qu'on peut appeler un confinement scientifique et dictatorial. Scientifique car la stratégie a consisté à tester massivement et en continu la population dans le but de rendre visible cet ennemi invisible qu'est le Covid-19. Elle a aussi consisté à fabriquer des masques en quantité industrielle et à les imposer à la population. Les résultats de ces tests massifs ont permis ensuite de savoir qui est sain, qui est infecté, qui est guéri et qui suit un traitement afin de calibrer le confinement, de l'adapter, de le rendre traçable et flexible. Ce dispositif a permis à l'État coréen de connaître les mouvements des différentes catégories de sa population afin de savoir quelle régulation spatiale et sociale mettre en place par géolocalisation : on ne peut pas réparer quelque chose qu'on ignore...

La Corée du Sud a donc inventé un confinement informé et intelligent permettant aux populations de continuer à circuler. À quel prix ? Telle est la question que s'est posée cette démocratie et à laquelle elle a répondu : au prix d'un minimum de dictature ! Ici, le confinement a été dictatorial parce que les résultats des tests massifs de sa population ont été rendus publics et mis à la portée de chaque citoyen par décision unilatérale du gouvernement sud-coréen. Le but a été de permettre à chaque individu et à la population coréenne de construire ses propres trajectoires de déplacement en examinant sur ordinateur quelles zones (ou lieux de circulation) sont traversées par une personne infectée, par un infecté qui se soigne, par un compatriote guéri ou par ses compatriotes encore en bonne santé. Méthode complètement antidémocratique au sens où elle ne respecte ni le secret médical, ni la vie privée, ni les libertés individuelles. Ne sommes-nous pas, via le confinement imposé et la surveillance algorithmique qui s'ensuit, en train d'expérimenter la dictature généralisée dénoncée par George Orwell dans son roman *1984* ?

Le monde actuel n'est-il pas aussi celui qui renonce à ses libertés pour plus de sécurité ? Sinon pourquoi acceptons-nous de nous « déshabiller » lors des contrôles aux aéroports où nous enlevons montres, ceintures, chaussures et acceptons de passer au scanner ?

Peut-être, dirons-nous, le confinement est-il une mesure dictatoriale en vue de notre bien. Mais existe-t-il une dictature qui ne soit pas justifiée pour notre bien ? Réaliser notre bien n'est-il pas le fondement explicite de toute dictature et de toute démocratie ?

Il apparaît que le confinement comme politique de lutte contre le coronavirus a une structure logique antidémocratique compatible avec une structure logique de pouvoir dictatorial. La libre circulation et les libertés privées sont des valeurs libérales qu'une démocratie libérale ne peut réprimer que de façon exceptionnelle comme l'indique le confinement dans les démocraties, alors que leur annulation et leur viol constituent l'essence même des pouvoirs dictatoriaux. C'est pourquoi les dictatures se montrent plus efficaces dans la politique de confinement car celle-ci rend visible et contrôle un ennemi invisible en rendant obligatoire tout ce qui n'est pas interdit. Dans les luttes coloniales en Afrique, les pouvoirs coloniaux, dictatoriaux par nature, pratiquaient le confinement des indépendantistes. Celui-ci consistait à regrouper les populations africaines dans des camps et à décréter que toutes celles qui n'étaient pas au sein desdits camps étaient contre la métropole et devaient être traitées comme l'on traite des rebelles. On rendait ainsi visibles tous les soutiens aux mouvements populaires de libération en Afrique. Leur extermination en était d'autant plus aisée...

L'enfer, c'est les autres… mais aussi nous !

« L'enfer, c'est les Autres », disait Jean-Paul Sartre[28]. Pourquoi pas ? Mais la gestion de l'espace entre les gens qu'implique le confinement peut nous faire découvrir autre chose, notamment que l'enfer c'est peut-être les autres mais aussi et surtout nous. Qu'est-ce que le confinement si ce n'est, en filigrane, la mise en pratique de l'idée que l'enfer c'est à la fois nous et les autres ? Nous parce que nous pouvons contaminer les autres et les autres parce qu'ils peuvent aussi nous contaminer. Telle est l'hypothèse implicite du confinement.

Ayant pris l'habitude, malgré le confinement, de continuer notre jogging, cette réalité a été mise en évidence chaque fois que, sur une rue déserte, nous rencontrions d'autres confinés en train de faire leur jogging ou de promener leur chien. La démonstration que l'enfer c'est nous mais aussi les autres est à chaque fois le résultat d'un comportement et d'un sentiment mis en résonance. Le comportement typique réciproque revenait à changer de trottoir, tant pour notre santé que pour celle de ceux que nous rencontrions, afin de respecter la distanciation sociale. Le sentiment que l'on éprouve après ce geste barrière entraîne deux états d'âme différents. Un état d'âme valorisant, positif et sécurisant, qui consiste à la fois à se convaincre qu'on est sain de corps et que changer de trottoir permet de se protéger des autres

[28] Sartre, J.-P. (1947), *Huis clos* [1944], Paris, Gallimard.

qui pourraient être contaminés au Covid-19. Puis un état d'âme moins valorisant, négatif pour notre système immunitaire et moins bienveillant, qui équivaut à nous dire que nous sommes peut-être infectés au Covid-19 étant donné que la personne que nous rencontrons change aussi de trottoir au moment de nous croiser. Pour la personne rencontrée, l'enfer c'est nous et pour nous l'enfer c'est elle, parce que le confinement comme discipline des corps par la distanciation sociale installe aussi, sans le vouloir, l'idée du soupçon implicite de l'autre comme porteur du coronavirus. Nous sommes par hypothèse l'enfer potentiel, sinon l'autre ne changerait pas de trottoir.

En société pandémique moderne, le confinement comme politique revêt toutefois une double face. Une face qui fait de l'autre un enfer possible parce que potentiellement porteur et transmetteur du coronavirus, notamment dans des pays comme la Belgique et la France qui ont été incapables de distribuer massivement les masques en début d'épidémie et de réaliser des tests à grande échelle. Et une face qui fait aussi de l'autre un possible paradis parce que la distanciation sociale vous évite d'être infecté au Covid-19 au cas où cet autre serait infecté et vous infecterait s'il ne changeait pas de trottoir. Si l'autre est susceptible d'être à la fois pour nous l'enfer et le paradis – et nous réciproquement pour lui –, alors le confinement social et spatial invente un nouveau type de relations sociales et spatiales qui, outre la maladie qu'ils permettent d'éviter, ne sont pas tellement différentes des rapports spatiaux et sociaux avant le Covid-19 où l'autre pouvait aussi être notre paradis ou notre enfer.

En outre, parler de distanciation sociale en période de néolibéralisme effréné semble être quelque peu contradictoire, puisque celui-ci semble renforcer d'une manière générale la proximité sociale à travers les phénomènes de massification comme les villes, les centres commerciaux, la consommation, l'éducation, le travail, la santé et le divertissement… toutes activités créatrices de nouvelles relations sociales à travers cette dynamique de massification.

Que signifie donc l'individualisme dans une société néolibérale où les rapports sociaux et spatiaux sont massifiés, étant donné que l'exigence de distanciation sociale montre que le lien social y existe toujours ?

Le lien social est-il alors un rapport vide de socialité et fait de solidarité mécanique à la Durkheim ?

Est-ce un rapport social artificiel parce qu'intermédié par des espaces, des habitudes et des pratiques de massification où le chacun pour soi reste de mise ?

Le confinement n'est-il pas à la fois incompatible et compatible avec la société néolibérale ?

Compatible au sens où il est en congruence avec une société plus individualiste où chacun cherche son plaisir et son intérêt égoïste, comme être en vie et en bonne santé. Et incompatible non seulement parce que la liberté de circulation est une valeur libérale centrale, mais aussi parce que la société moderne occidentale, dont la dimension néolibérale est une phase historique, est rétive à l'autorité et à la discipline collective qu'est le confinement. Il semble alors que l'acceptation et l'application presque unanime de cette discipline collective qu'est le confinement doivent beaucoup à la croyance au caractère sacré de la vie humaine, conviction qui n'a pas disparu malgré la sécularisation interne et externe en Occident. Là où seul l'individualisme comme socle de réussite du confinement aurait entraîné plus de transgressions que ce qui a été constaté, le sacré égoïste (notre vie) semble fonctionner dans les sociétés laïcisées comme le ferment unitaire dont elles perdent conscience alors qu'il les travaille et les discipline toujours. Alors, si l'enfer c'est les autres mais aussi nous, le paradis semble toujours le sacré...

Le croisement entre deux confinés qui s'écartent l'un de l'autre sur un trottoir reste tout de même ce moment paradoxal où chaque confiné s'éloigne de la trajectoire de l'autre par pur égoïsme et réflexe instinctif de préserver sa santé mais aussi soupçonne celui dont il s'écarte de la trajectoire comme quelqu'un qui le pense porteur du Covid-19. Cela peut aussi être la peur de le contaminer ne sachant pas si nous sommes porteurs du virus.

L'Afrique subsaharienne à l'épreuve du confinement

Face à la persistance et à la mondialisation du Covid-19, plusieurs États ont opté pour le confinement. Au moment où l'Afrique subsaharienne prit le rythme de la macabre danse virale, il sembla important de mettre en évidence le fait que cette partie du monde aurait besoin d'un effort de guerre exceptionnel pour réaliser le confinement de ses populations. Ici, une modernité à la fois insécurisée et insécurisante[29] dévoila des aspects singuliers de la société pandémique moderne.

La fracture numérique

En Occident, dès la mise en place du confinement, plusieurs secteurs, services, institutions et prestations ont, du jour au lendemain, basculé en mode travail à distance afin, d'une part de respecter les mesures de distanciation sociale et, d'autre part, de continuer à travailler malgré le confinement. Ce basculement digital et numérique du travail nécessite, outre des ajustements techniques ad hoc, une machinerie et un appareillage informatiques non seulement de pointe mais aussi fonctionnels.

---

[29] Bréda, C., Deridder, M. et Laurent, P.-J. (dir.) (2013), *La modernité insécurisée : anthropologie des conséquences de la mondialisation*, Louvain-la-Neuve, Academia ; Amougou, T. (2020), *Qu'est-ce que la raison développementaliste ? Du fardeau de l'Homme blanc aux négropôles du développement*, Louvain-la-Neuve, Academia.

C'est le côté offre des services informatiques et dispositifs de travail à distance.

Mais il existe aussi un côté demande. Celui-ci ne peut être pertinent que si les populations sont elles-mêmes équipées de façon à pouvoir bénéficier des dispositifs de travail et de services à distance. Or, en Afrique subsaharienne, l'usage inflationniste du téléphone portable est l'arbre qui cache la forêt de la fracture numérique ambiante. Très peu d'entreprises, administrations, hôpitaux, hôtels, universités et services sont équipés adéquatement pour le travail à distance. Cela implique que la continuité des administrations, des universités, des entreprises, de la justice, des hôtels, des hôpitaux et de leurs services entraîne automatiquement des difficultés pour opérationnaliser la distanciation sociale car les travailleurs et les usagers doivent continuer à se déplacer faute de dispositifs pour offrir et demander les prestations d'un travail à distance.

Se pose donc ici, non seulement le problème de la continuité des services publics face au confinement, mais aussi celui de la compensation des structures privées obligées d'arrêter leur fonctionnement faute à la fois d'une capacité digitale de travail à distance et d'une demande équipée de dispositifs de commande à distance. Situation qui peut s'aggraver en zones rurales où la fracture numérique est encore plus poussée qu'en zone urbaine. Comment confiner en zone rurale où femmes, hommes et enfants doivent se déplacer pour bénéficier d'un service hospitalier, administratif, postal ou se rendre dans les plantations ?

Circuler, c'est rester en vie pour des millions d'Africains

Le confinement mise aussi sur une réduction de la circulation pour restreindre à la fois la rapidité des contaminations, leurs externalités négatives et la connectivité sociale qui servirait de vectrice virale exponentielle. En Occident, il est possible pour des populations individualistes, riches et vivant dans un État providence de faire face à l'arrêt de la circulation : certains vendent leurs actifs boursiers, d'autres travaillent à distance, les chômeurs bénéficient de certaines prestations et l'État providence, du moins ce qui en reste, prend en charge plusieurs manques à gagner engendrés par l'État d'exception. Donc, même si des pertes économiques sont inévitables dans les économies modernes où la circulation est une force motrice centrale, la circulation n'y est pas aussi vitale qu'en Afrique subsaharienne où la vie quotidienne des millions d'Africains en dépend.

En d'autres termes, si la circulation est une simple valeur libérale en Occident, elle est une pratique vitale en Afrique subsaharienne où des millions d'Africains vivant en zones urbaines ne peuvent trouver quelque chose à se mettre sous la dent qu'en circulant. Des millions d'Africains se lèvent chaque matin en ne comptant que sur leur marche à travers la ville, sur des rencontres fortuites, des situations fugaces de travail et des visites à des amis comme seules possibilités de gagner leur journée en grattant/gagnant quelques sous. Pour cette frange de la population subsaharienne, le choix revient à rester chez soi et mourir de faim en supposant qu'un chez-soi existe, ou à transgresser le confinement, à être contaminé et à transmettre la maladie aux autres. La question posée ici est celle de savoir comment les très pauvres des Africains peuvent être nourris et soignés dans une situation de confinement, sachant qu'ils sont majoritaires ?

Quid de ceux qui sont obligés de fuir le crépitement des armes en zones de conflits, se déplaçant en groupes avec femmes, enfants et grands-parents ?

Quid des camps de réfugiés où hommes, femmes et enfants sont agglutinés dans un même espace de fortune ?

L'économie dite informelle est une économie de foule et de proximité sociale

La majeure partie des Africains au sud du Sahara vivent de l'économie dite informelle. En d'autres termes, des familles entières ne gagnent leur vie, n'éduquent leurs enfants, ne mangent et ne se soignent que grâce aux gains générés par l'économie dite informelle. Cette réalité pose deux problèmes majeurs au confinement. Premièrement, ladite économie est une économie de foule qui trouve en elle-même son dynamisme interne. C'est une économie qui nécessite une massification sociale car elle se tient en plein air dans des lieux de forte affluence incompatibles avec le confinement. Deuxièmement, l'économie dite informelle est aussi une économie réticulaire, de connectivité sociale, de parole et axée sur les liens de confiance et de proximité. Une économie assise sur des réseaux de familles, de clients, d'amis et de commerçants où la proximité géographique et sociale compte beaucoup dans les transactions en face à face.

Ce type d'économie est donc une économie qui peut être un foyer de diffusion du coronavirus d'une puissance exceptionnelle. Nous ne pensons pas que les populations subsahariennes soient indisciplinées ou inconscientes au point de préférer l'économie informelle à leur vie et leur santé. La question centrale revient à se rendre compte que la majeure partie de la population subsaharienne connaît un chômage massif et que *cette économie dite informelle est ce qui la maintient en vie*. Le choix ici est cornélien. Il revient, en l'absence d'un État providence, à choisir entre respecter le confinement et mourir de pauvreté chez soi ou transgresser le confinement et peut-être mourir de coronavirus parce qu'on a voulu gagner sa vie en continuant son activité de vendeurs à la sauvette, de *bayam-sellam*[30], de moto-taximan ou de taximan.

Bidonvilles et sociétés holistes, ou l'impossible distanciation sociale

Le tout n'est pas de confiner ou de demander le confinement. Le plus important est encore de savoir si ce confinement peut obtenir les effets escomptés, notamment la distanciation sociale, à travers l'adoption de gestes barrières à la pandémie. La distanciation sociale est-elle possible dans des bidonvilles habités par une société holiste et communautaire où l'on va chercher le sel, l'eau, le sucre, l'huile de cuisson et parfois les ustensiles de cuisine chez les voisins ? Comment se distancier géographiquement dans des bidonvilles où W.-C., douches et vérandas sont très souvent des espaces communs à plusieurs familles ? Comment concevoir et penser les gestes barrières lorsqu'une trentaine de personnes utilisent les mêmes W.-C. dans un bidonville subsaharien ? Lorsqu'on puise l'eau chez le voisin ? Lorsque votre véranda se trouve être le chemin qu'empruntent les passants vers la ville ? Lorsque c'est l'absence de barrières sociales qui vous fait vivre ?

Autant de questions qui attestent de la difficulté d'un confinement dans une société subsaharienne pauvre et tapissée de bidonvilles marqués d'une grande promiscuité et proximité sociale et géographique entre les populations. Cas qui peuvent devenir encore plus compliqués si l'on tient compte du fait que dans certains pays l'eau potable, nécessaire au respect scrupuleux des consignes d'hygiène, est parfois une denrée rarissime. À cela

---

[30] Désignation des acheteurs-revendeurs au Cameroun.

s'ajoute la synonymie parfaite entre la bidonvilisation et la dégradation des conditions basiques d'hygiène. Réalité qui ne peut rendre efficace le confinement contre la propagation du coronavirus.

Il faut donc se rendre à l'évidence suivant laquelle la distanciation sociale et le confinement sont presque impossibles dans les bidonvilles subsahariens où, par ailleurs, les grands-parents, plus vulnérables au coronavirus, vivent sous le même toit que les enfants et les petits-enfants. Des configurations/transformations sociales, spatiales et économiques sont des conditions préalables à une politique de confinement réussie. Tout se passe pourtant comme si toutes ces conditions préalables étaient remplies en Afrique subsaharienne alors que cela est très loin d'être le cas.

Dieu reste l'alpha et l'oméga...

Le dernier paramètre qui porta un coup négatif aux mesures de confinement et de distanciation sociale fut le fait que l'Afrique subsaharienne en général est encore imbibée de religion et de croyances populaires. Le fait que les religions soient encore si prégnantes entraîne que les populations font plus confiance à la protection divine qu'à la capacité humaine d'échapper à des situations difficiles. Ceux qui vont mourir mourront parce que Dieu l'aura décidé et ceux qui resteront en vie le seront aussi parce que le même Dieu l'aura aussi décidé. Autrement dit, si le confinement, la distanciation sociale, les gestes barrières et la médecine ne peuvent rien face à la volonté de Dieu, il ne sert à rien de les respecter à la lettre car le dernier mot n'appartient pas aux Hommes mais à Dieu. N'étant pas encore au stade des sécularisations interne et externe, la société subsaharienne reste une société soumise à une rationalité théocratique qui agit sur le monde en surplomb.

Le confinement et l'ambivalence des frontières

Dans un monde néolibéral où abattre les frontières est devenu une valeur ordinale majeure, la société pandémique moderne révèle à nouveau le caractère protecteur de certaines frontières. Cette dimension positive de la frontière intrigue, étant donné que celles-ci, dans l'histoire, ont tellement séparé les Hommes et détruit un vivre-ensemble harmonieux : le code de l'indigénat fut la négation du statut de citoyen aux populations indigènes dans l'empire ; l'apartheid fut l'acmé du racisme institutionnalisé en Afrique du Sud ; et le rideau de fer fut considéré comme le mal absolu de 1945 à 1989. Ces célèbres frontières ou autres murs ont marqué les esprits !

Dans une réhabilitation du caractère positif de la frontière, le Covid-19 a très vite imposé le confinement des États, des individus et des familles. Les États ont fermé leurs frontières, les familles se sont barricadées entre quatre murs, les individus ont élargi l'espace qui les séparait ou ont inventé des frontières portatives et mobiles. Qu'est-ce qu'un masque si ce n'est une frontière entre le Covid-19 et nous ? Entre nous et les autres ? Jusqu'à preuve du contraire, mettre un masque est le geste barrière le plus efficace du confinement, comme l'atteste la nécrologie moins abondante de certains pays asiatiques comme la Corée du Sud. S'affubler d'un masque n'est plus perdre son vrai visage mais se donner quelques chances de le retrouver intact une fois la pestilence évanouie. Le confinement réinvente en effet l'Homme-frontière, la maison-frontière, l'espace-frontière et le temps-frontière, des réalités déjà quotidiennement vécues au travers des identités différentes, des habitats différents, des classes socio-économiques différentes et des espaces-temps riches et pauvres.

Le confinement se pose ainsi en critique de la postmodernité en réactualisant les récits nationaux de protection d'un peuple défini dans les limites d'une frontière nationale. Où commence et où finit le peuple ? Aux frontières de la nation ? Dans ce monde de circulation tous azimuts, notamment en ce qui concerne les capitaux, le Covid-19 et le confinement mettent en lumière plusieurs phénomènes : l'importance des frontières ; leur omniprésence malgré la mondialisation et leur inutilité face au caractère naturellement mobile des êtres vivants, de la vie et de sa reproduction, y compris virale.

La pestilence globale causée par le Covid-19 est la preuve que la contraction de l'espace et du temps qu'entraîne la mondialisation est une réalité robuste étant donné la vitesse exponentielle à laquelle le Covid-19 a touché le monde entier en révélant ainsi la consanguinité et donc la faiblesse immunitaire d'un monde devenu un *Grand Corps Malade,* un grand village sans frontières et donc au même système immunitaire. Autant la frontière biologique au sens d'interdiction de reproduction entre un homme et une femme aux liens de parenté très proches évite d'avoir des enfants au système immunitaire fragile parce que peu diversifié, autant imposer un même modèle au monde à travers les politiques néolibérales et leur circulation construit une uniformité organisationnelle et institutionnelle qui augmente la vulnérabilité du monde aux mêmes attaques. Le Covid-19 nous fait redécouvrir que la frontière, au sens de programmation et d'organisation différentes, est une richesse pour la biodiversité, la diversité culturelle et leur préservation. La probabilité pour qu'un choc financier survenu à Wall Street atteigne les grandes capitales occidentales dans le même sens et avec la même puissance destructrice est aujourd'hui de l'ordre de 74 % parce que la globalisation financière uniformise les systèmes financiers et les rend vulnérables de façon identique aux mêmes chocs. Dans ce domaine, le sans-frontiérisme au sens organisationnel installe *une unité de temps, d'action et de lieu* qui ne peut sauver des récurrents virus financiers à la base des crises financières.

La frontière protège donc, n'en déplaise aux néolibéraux acharnés. Elle préserve l'endroit où on peut se réfugier si l'on est en danger quelque part, dans un endroit qui tue. Le confinement comme antidote au coronavirus réactualise l'idée qu'un monde sans frontières est aussi un monde sans endroits où fuir la violence, où trouver du réconfort ou de la protection car la violence et l'exploitation peuvent nous atteindre partout. Les frontières garantissent la possibilité d'une extériorité existentielle, contemplative et cognitive à la terreur économique et politique. Il revient largement à nos civilisations de se déployer comme des frontières à l'entrée des lieux qui asservissent, dépouillent et désespèrent et de s'ériger comme frontières qui protègent des lieux qui enrichissent, libèrent et ouvrent à de nouvelles expériences humaines enrichissantes.

Une frontière est cependant aussi un lien, un endroit où l'on est en contact, où l'on garde une possibilité de négociation, de mouvement et de découverte. Les migrants font l'expérience chaque jour d'une frontière qui est de moins en moins un lieu de passage d'un monde à un autre et de découverte. La frontière est pour plusieurs un sens interdit, la fin d'un espoir, d'une rencontre. Si le confinement est une politique de la frontière entre nous et le virus afin de nous sauver la vie, l'encampement des migrants en Turquie par l'Union européenne, en Hongrie par des kilomètres de barbelés et aux États-Unis par le mur avec le Mexique, ne sont pas des confinements pour la vie mais pour la mort, la négation de celle-ci et de l'espoir. Qu'est-ce que la bande de Gaza si ce n'est une population confinée, en sursis, enfermée par une frontière qui bâillonne la vie de certains êtres vivants pour que d'autres augmentent leur espace vital ? Dans ce cas, le confinement ne sauve plus de la mort, il devient la mort même, un étranglement...

Que dire alors de la frontière entre l'Homme et les autres êtres vivants ? Le coronavirus, nous dit-on, est un virus présent chez certains animaux comme le pangolin ou la chauve-souris, mais n'était pas encore jusque-là parvenu à muter pour passer à l'Homme. Ne pas être capable de passer à l'Homme était une frontière qui sauvegardait notre santé mais empêchait aussi l'extension du domaine vital du Covid-19. L'ouverture d'une frontière peut donc à la fois préserver la vie mais aussi la limiter ou la détruire. Les migrants pensent à une possibilité de vie meilleure quand certains peuples européens pensent que leur espoir d'une vie meilleure est leur désespoir d'une culture européenne qui se dilue. Cela implique un questionnement par rapport à l'interconnectivité qu'expliquent les enjeux du développement durable.

Est-ce à dire qu'aller vers le développement durable va favoriser encore plus le passage de certains virus des autres animaux vers l'Homme par souci d'interconnectivité entre la nature, la culture et l'économique ? Cette interconnectivité permettrait-elle de mieux résister aux virus desquels les Hommes seraient plus familiers en renforçant ainsi leur système immunitaire ? Toutes les frontières entre l'Homme et les autres animaux sont-elles à abattre afin d'arriver à des relations durables et à une coévolution entre l'Homme et ceux-ci, sachant que la vie sociale et sociétale n'est quand même pas équivalente à la vie biologique ?

Allons-nous toujours préférer l'interconnectivité entre l'économique, le social, le politique et l'écologique lorsqu'on sait que c'est l'absence de frontières entre ces domaines qui rend aujourd'hui l'économie omniprésente, aliénante, dominante et donc destructrice ? Cette interconnectivité n'encourage-t-elle pas l'intrusion de l'économique dans le social, le politique et l'environnemental ?

L'entropie

Repousser la mort le plus tard possible est certainement la chose la plus souhaitable pour l'Homme. Dans cet esprit, il s'acharne à travailler, à mettre un peu d'ordre dans le flux et le flou de la vie. « Ordre », le mot est lâché. C'est, nous apprend la deuxième loi de la thermodynamique, l'état le plus peu probable de la matière, des systèmes et des organismes vivants non isolés comparativement au désordre qui constitue la règle. L'Homme semble donc lutter depuis la nuit des temps contre l'entropie en devenant un animal doté de liens politiques, sociaux, spirituels et économiques qui lui donnent un sentiment d'ordre et de cohésion. Il ne maîtrise cependant jamais toute l'Histoire car l'événement est ce moment où survient l'imprévisible qui, très souvent, fait l'Histoire. Cette dernière est en train de se construire via le surgissement de la société pandémique moderne, un moment marqueur et analyseur de l'Histoire, de notre Histoire. Un moment qui met du désordre dans la quête d'ordre et de sens des organisations politiques, religieuses, économiques et sociales des Hommes.

Le confinement, dans ces conditions, est un instrument paradoxal à plus d'un titre. D'un côté, il est censé remettre de l'ordre dans les sociétés en faisant de l'Homme ce qu'il n'est pas, c'est-à-dire un animal sans liens, donc apolitique et asocial, un animal sans le sacré, c'est-à-dire sans référence commune à un intangible, une idée, une énergie supérieure. De l'autre, il fait des Hommes des organismes vivants isolés alors que la deuxième loi de la thermodynamique établit que n'étant pas des organismes isolés des autres organismes vivants notre entropie va grandissante.

Mais cet ordre que préconise le confinement n'est-il pas un ordre contre nature, dans la mesure où, contrairement à ce qu'il est foncièrement, l'Homme se trouve amené à devenir asocial, apolitique et areligieux ?

Le confinement comme apprentissage n'est-il pas automatiquement un désordre dans le quotidien ? Ne fait-il pas des Hommes des êtres vivants qui refusent la vulnérabilité de la rencontre humaine, l'événement et donc l'Histoire puisqu'il choisit d'arrêter l'histoire biologique ? L'Histoire humaine peut-elle continuer sans la vie humaine ? Ne risque-t-elle pas, sans le confinement, de devenir une étape de l'évolution terrestre marquée par la prise de pouvoir de l'histoire des virus sur celle des Hommes ? Finalement, l'histoire des virus n'est-elle pas consubstantielle à celle des Hommes dont ils sont constitutifs ?

Si le passage du Covid-19 des autres animaux à l'Homme est la preuve que celui-ci n'est pas un organisme vivant isolé du reste du vivant, le confinement devient donc une arme de guerre utilisée par les Hommes dans la lutte pour l'énergie entre organismes. Thomas Hobbes n'est pas loin. La course pour la vie et sa préservation est une guerre pour l'énergie. N'étant pas des organismes vivants isolés, Hommes, microbes, virus et tous les organismes vivants se battent au quotidien pour accaparer l'énergie solaire et l'emmagasiner. Si les plantes se dévorent entre elles, si elles sont mangées par les animaux qui eux-mêmes ne s'épargnent guère, l'Homme, autre animal, participe lui aussi à cette guerre de l'énergie, cherchant sans cesse à retarder son entropie en mangeant d'autres animaux et végétaux.

Autant donc l'Homme étend son espace vital – augmentant le nombre d'animaux et de végétaux qu'il consomme –, autant le coronavirus étend son espace vital en colonisant les corps humains par contamination. Cette prise en considération réactualise chez les humains l'idée selon laquelle ils sont en vie parce qu'ils consomment de l'énergie d'autres organismes vivants. Autant l'Homme tue animaux et végétaux pour emmagasiner l'énergie vitale, autant le coronavirus reste en vie et se multiplie parce qu'il consomme l'énergie des Hommes et les attaque de l'intérieur jusqu'à ce que mort s'ensuive.

Le Covid-19 est donc un danger pour les Hommes parce qu'il devient un concurrent redoutable dans la lutte entre les organismes vivants dans la conquête de l'énergie nécessaire pour retarder l'entropie de chacun d'eux en accélérant celle des autres. Le confinement devient à cet effet un système d'information géographique, sociale et biologique. Son but est d'arrêter le monde social, politique et économique, du moins d'en diminuer le flux d'informations pour isoler l'information pertinente sur le plan social (comment se transmet le Covid-19 via l'organisation sociale ?), sur le plan économique (comment la production et la consommation de masse peuvent-elles en être des vecteurs de masse ?), sur le plan géographique (comment la proximité spatiale peut-elle en être le véhicule ?) et sur le plan biologique (comment se comporte le génome du virus, comment l'anéantir ?).

Le confinement est ainsi une ruse, un leurre qu'utilisent les sociétés et les Hommes contre le Covid-19 afin d'accumuler plus d'informations pertinentes sur leur environnement et le virus dans le but de revenir à la vie normale mieux armés que lui dans la lutte pour la diminution de l'entropie via la consommation d'énergie. Le confinement devient de ce fait une technique politique téléologique parce qu'axée sur des objectifs utilitaristes et formels tout en traçant la seule voie susceptible de gagner le combat contre le Covid-19. Il sert à rendre prévisible et visible un Covid-19 encore invisible et imprévisible par déficit d'informations et donc encore redoutable dans la lutte pour la vie. Face au Covid-19, le confinement cherche à inventer une homéostasie qui ferait des sociétés des « corps sociaux » qui se défendent en autonomie du virus en régulant leur température de façon à la fixer à un niveau où ce virus est neutralisé autant que ses externalités négatives. Cette lutte contre le Covid-19 par le confinement fait de celui-ci un instrument politique situé dans la continuité de l'histoire des civilisations capitalistes dont un objectif majeur est de trouver un meilleur captage et usage de l'énergie pour retarder l'entropie.

La chasse, la pêche, la cueillette, l'agriculture, l'industrie, les nouvelles technologies et l'intelligence artificielle sont les grandes étapes de la marche civilisationnelle moderne en vue d'un meilleur captage de l'énergie par l'accumulation du plus grand nombre d'informations pertinentes sur l'ergonomie du travail humain. Puisque prédateurs, parasites, microbes et virus essaient constamment de « manger » l'Homme pour nourrir leurs vies, tout autant que l'Homme ne cesse de manger plantes et autres organismes pour accumuler de l'énergie et maintenir la sienne, l'identité entre l'Homme et les autres organismes vivants semble être la capacité d'infliger sans scrupule la mort aux autres organismes vivants. Le confinement des Hommes face au Covid-19 n'est donc rien de plus que l'attitude d'un poisson qui échappe aux hameçons du pécheur, ou que la culbute d'un sanglier qui fuit les chasseurs, ou que la métamorphose d'une plante carnivore qui sort ses feuilles vénéneuses à l'approche d'un autre prédateur. L'Homme est un organisme vivant foncièrement colonisateur. Le confinement n'est qu'un repli stratégique, une technique de chasse à l'affût, une retraite temporaire pour mieux coloniser le Covid-19 de peur qu'il ne fasse comme nous, c'est-à-dire nous colonise.

L'intelligence artificielle

Le Covid-19 est invisible et ce caractère en fait pour l'Homme un ennemi redoutable. La peur de la mort nous transforme en « post-thomistes », en disciples qui, contrairement au disciple du Christ, croient sans avoir vu, croient en constatant juste les effets du Covid-19. Devenir post-thomiste, c'est aussi renoncer à être un Homme, celui du moins qui ne croit qu'en ce que perçoivent ses sens. Le confinement est ainsi un refus de rester humain, car être humain c'est accepter d'être vulnérable, d'être exposé aux choses qu'on ne maîtrise pas, d'être ouvert à des rencontres imprévisibles. Lorsque ces dernières tuent, on se confine pour essayer de retrouver du prévisible et recouvrer une impression de sécurité et de contrôle de son environnement.

Sans prolongement de ses membres et de ses sens par des machines, l'Homme reste donc assez limité dans la connaissance et la maîtrise du fonctionnement d'autres organismes vivants. Il est assez intelligent pour se prolonger à travers des automates qui permettent de reculer les frontières de son ignorance et de ses performances. D'où l'usage de stéthoscopes, de télescopes, de microscopes, de loupes et de radars. L'intelligence artificielle a ainsi rendu le confinement plus efficace dans de nombreux pays grâce au *big data*, à la reconnaissance faciale, aux drones et à la géolocalisation d'une population structurée en population infectée, sous traitement, immunisée parce que guérie, non infectée ou pas encore testée. Il en est de même du télétravail qui a permis la continuité de l'État et de nombreux autres services malgré le confinement.

L'intelligence artificielle a certes permis de minimiser les effets paralysants du confinement dans de nombreux domaines, mais c'est encore l'Homme qui a fait d'elle un tel usage en la rendant ainsi plus intelligente qu'elle ne l'est elle-même. Autrement dit, l'intelligence artificielle serait en train de mener la guerre contre le Covid-19. Des automates peuvent prêter main-forte sans crainte d'être contaminés par absence de distanciation sociale. Sur ce terrain, il n'y aurait plus de société mais des *clusters* robotisés, des chaînes de travail en ligne. Tels seraient les horizons du travail de demain.

L'avantage comparatif de l'intelligence artificielle par rapport à l'Homme à l'aune de tout ce qui demande de l'innovation, de l'intuition, de la créativité et de l'inspiration reste à démontrer et à prouver. Il en aurait été autrement si l'intelligence artificielle avait d'elle-même découvert qu'un Covid-19 menaçait la terre, bien avant son apparition en Chine, et si elle avait mis en place de façon autonome un dispositif pour le combattre.

Dans un tel scénario, où les confinés vivraient dans un monde régi par l'intelligence artificielle, les êtres humains seraient de vrais confinés car des petits robots présenteraient le journal télévisé, entuberaient les malades, enterreraient les morts, iraient faire nos courses dans les supermarchés, récupéreraient notre courrier à la poste, le sortiraient de la boîte aux lettres et le liraient pour nous, assureraient la continuité de l'État et des divers services publics. La même intelligence artificielle concevrait les plans de sortie du déconfinement et de crise sur les plans national et international. Le confinement, dans ces conditions, aurait été plus poussé. Les Hommes auraient passé leur temps à programmer et à déprogrammer leurs robots, à dépanner ceux qui tombaient en panne pour cause de surutilisation, à recharger ceux qui seraient déficitaires en énergie et se feraient tancer par les machines qui jugeraient être utilisées de façon irrationnelle ou en dehors de leur temps de travail.

Fiction ? Peut-être. Mais que prépare l'intelligence artificielle dans le futur si ce n'est le confinement des Hommes dans les tâches de programmation, de déprogrammation des automates et d'« algorithmisation » des tâches répétitives ? Pour l'instant, le Covid-19 prouve que nous n'en sommes pas encore là car l'intelligence artificielle reste confinée dans la nôtre et continue de dépendre de l'imagination non confinée au périmètre des automates. La société pandémique moderne permet donc aussi de prendre la mesure provisoire du chemin qui reste à parcourir par la société capitaliste moderne avant que des automates s'inventent tout seuls, conçoivent des vaccins et nous vaccinent contre une hypothétique pandémie prévue deux ou trois ans à l'avance par des algorithmes.

Quelle monnaie et quelle politique monétaire post-confinement ?

Que révèle le confinement de nos sociétés capitalistes modernes ?

Lorsque les sociétés capitalistes modernes sont à la ramasse, mieux, sont épuisées et totalement dépassées, on ne voit ni traders, ni banquiers, ni spéculateurs, ni industriels, ni actuaires, ni paradis fiscaux, ni actionnaires pour mettre les mains dans le cambouis. Ceux que nous voyons au four et au moulin – et la Belgique ne fait point exception à ce constat –, ce sont des travailleurs généralement mal payés et sous-estimés dans la grille des valeurs néolibérales. C'est-à-dire des médecins, des infirmières, des aides-soignants, des travailleurs sociaux, des chauffeurs de bus, des caissières, des ambulanciers, des forces de l'ordre, des fonctionnaires, des réservistes et des enseignants. Le confinement rappelle ainsi ce qui est essentiel à la société pandémique moderne et compte fermement sur eux pour sa continuité. Il met en lumière tant les activités *accessoires* à nos vies, celles sans lesquelles le monde peut continuer sans problèmes (traders, spéculateurs, actionnaires...) et les activités *indispensables*, celles sans lesquelles notre monde s'arrêterait ou serait difficilement vivable (soins, éducation, administration, sécurité, alimentation, habitat...).

Il en résulte que les secteurs prioritaires pour des investissements futurs destinés à mieux rémunérer les travailleurs et à améliorer leur capacité à fournir un meilleur travail sont ceux des soins, de l'éducation, des administrations, de la sécurité sociale, de l'alimentation et de l'habitat social.

Outre cette dimension, le confinement met en exergue le fait que l'État, malgré le discours dominant favorable à sa modestie et à sa frugalité, devrait demeurer l'acteur central dans l'organisation des sociétés capitalistes modernes. Les marchés financiers en particulier et le Marché en général n'ont rien fait pour combattre le Covid-19. Toute la responsabilité de ce combat est revenue à l'État dans la mise en place du confinement comme technologie politique de lutte contre la pandémie. « La main invisible d'Adam Smith » a complètement disparu de la circulation… laissant toute la charge de réactivité à un État pourtant qualifié d'incompétent par la doxa néolibérale. Le Marché dès lors serait-il efficace uniquement pour l'accumulation privée lorsque tout va bien, alors que l'efficacité de l'État ne se révélerait indispensable à la survie de tous que lorsque tout va mal ?

Le confinement milite pour l'évidence suivant laquelle les sociétés capitalistes modernes auraient été dans une situation encore plus critique sans un État capable de mettre en place une politique sanitaire nationale en faisant fonctionner la raison d'État comme intérêt général. Quelle aurait été la situation si les sociétés occidentales avaient attendu que le Marché autorégulateur organisât le confinement et assurât une meilleure allocation des ressources pour combattre le Covid-19 ? Une hécatombe plus grande ne serait-elle pas survenue, comme le prouve le cas américain où la santé de l'économie a été priorisée par rapport à celle des populations ?

Sur le plan écologique, le confinement a fait baisser la pollution en Europe, comme l'a annoncé l'Agence spatiale européenne : « Le satellite Copernicus Sentinel-5P a récemment cartographié la pollution atmosphérique à travers l'Europe et la Chine et a révélé une baisse significative des concentrations de dioxyde d'azote – coïncidant avec les strictes mesures de quarantaine. Les concentrations chutent partout, même dans les villes de Paris, Rome et Madrid[31]. » Et Marine Benoit de signaler à propos de l'État indien du Pendjab : « Le ciel est si clair que les Indiens revoient distinctement les sommets de l'Himalaya pour la première fois en trente ans[32]. » Non seulement le Covid-19 préfigure modestement les conséquences qu'un réchauffement de la planète peut avoir sur les sociétés, mais aussi les effets positifs du confinement sur la qualité de l'air renforcent l'origine anthropique de la question climatique.

La question climatique ne doit donc pas seulement être introduite au sens d'une nouvelle question sociale du XXIe siècle dans toute politique publique, mais aussi devenir une priorité dans les décisions d'investissements dans tous les domaines.

L'inégalité et la pauvreté sont d'autres caractéristiques des sociétés capitalistes modernes. Leurs conséquences dévastatrices ont été confirmées par le Covid-19. Le confinement s'est mis en place sous l'hypothèse implicite, d'après le néolibéralisme, que tous les acteurs sont égaux dans le marché. Autrement dit, chaque individu jouit d'un pouvoir d'achat lui permettant de s'approvisionner, de posséder une maison où se confiner et de

---

31 Franceinfo, « Coronavirus : le confinement fait baisser la pollution en Europe selon l'Agence spatiale européenne », https://www.francetvinfo.fr/sante/maladie/coronavirus/coronavirus-le-confinement-fait-baisser-la-pollution-en-europe-selon-l-agence-spatiale-europeenne_3887517.html.

32 Benoit, M., « Baisse de la pollution liée au Covid-19 : en Inde, les sommets de l'Himalaya visibles par endroits pour la première fois en 30 ans », https://www.sciencesetavenir.fr/nature-environnement/pollution/baisse-de-la-pollution-liee-au-coronavirus-les-sommets-de-l-himalaya-visibles-en-inde-pour-la-premiere-fois-en-30-ans_143362.

disposer des capacités d'accès aux services de santé. Il s'avère que le renforcement des inégalités en Occident – que soulignent les derniers travaux de Thomas Piketty et de Joseph Stiglitz[33] – montre que cette hypothèse est fausse et explique pourquoi les pauvres sont ceux qui paient le Covid-19 et le confinement au prix fort.

Renforcées sous le régime néolibéral, les inégalités et la pauvreté démultiplient le caractère meurtrier de la pandémie sur les populations pauvres. L'heure est donc, un peu partout, au renforcement de l'État-providence à travers le renforcement de l'État social et non à la continuation de l'État social dit actif où la sécurité sociale perd sa dimension collective pour répondre aux incitations individualistes du marché et du « new public management ».

En ce qui concerne l'économie, le Covid-19 et le confinement montrent que l'offre et la demande ne peuvent exister sans une société en bonne santé, c'est-à-dire une population en capacité de travailler, de consommer et de produire.

La condition de possibilité d'une économie florissante est donc la bonne *santé* d'une société et de ses membres. Elle constitue le premier facteur de production sur lequel il faut investir en priorité. L'autre facteur essentiel de production que met en exergue le confinement en société pandémique moderne est la *solidarité*, qui se montre plus utile et plus forte pour une société que la concurrence du Marché. Des investissements dans ce sens sont à encourager.

Sur le plan industriel, la France, la Belgique et d'autres pays dits développés ont été incapables de produire des masques et des

---

[33] Stiglitz, J. (2012), *Le prix de l'inégalité*, trad. F. et P. Chemla, Paris, Les liens qui libèrent ; Piketty, Th. (2013), *Le capital au XXIe siècle*, Paris, Seuil.

médicaments après avoir tout délocalisé en Chine pour engranger des profits générés par de faibles coûts de production. Comme le recommande le néolibéralisme, ces pays ont appliqué la doctrine ricardienne de la spécialisation suivant les avantages comparatifs. Ils font cependant désormais face à une dépendance vitale par rapport à la Chine. Ces pratiques montrent bien que suivre uniquement les avantages comparatifs peut faire gagner de l'argent mais aussi vous coûter la vie.

Le Covid-19 et le confinement qu'il impose montrent qu'une politique commerciale et de désindustrialisation se doit de peser le pour et le contre des délocalisations, des pertes de compétences et de la dépendance qu'elle implique sur la capacité des sociétés à faire face à des crises vitales. La société pandémique moderne n'est-elle pas aussi une société qui meurt des conséquences sur elle des politiques sanitaires néolibérales ?

Crise de sens, de responsabilité et des priorités

Le confinement nous remet donc quelque peu les idées à l'endroit et les pieds sur terre. Il pose la question du sens, de la responsabilité et des priorités des politiques publiques menées dans de nombreux pays occidentaux depuis la révolution conservatrice de 1979 sous la houlette de Reagan et de Thatcher :

Quelle est l'utilité sociétale de l'orientation néolibérale des politiques publiques menées jusqu'ici si le Marché, institution centralisée depuis 1980, n'est responsable de rien, considère que les Hommes sont tous égaux en dotations/pouvoirs et disparaît lorsque surgit un problème collectif et urgent comme celui de la santé sociétale ?

Quels sont les travailleurs à favoriser et les secteurs prioritaires dans nos sociétés lorsqu'on se rend compte que traders, spéculateurs, actuaires, actionnaires et banquiers, malgré leur compétence, sont largement mieux rémunérés et mieux considérés dans les sociétés néolibérales que l'infirmier, l'aide-soignante, le médecin, l'instituteur, le réserviste et les travailleurs sociaux qui risquent leur vie pour assurer la continuité de la vie et soigner les sociétés capitalistes malades ?

Sont-ce les marchés financiers, les indices boursiers et les indicateurs quantitatifs comme le PIB qui constituent le sens de nos sociétés ou, comme le révèle le confinement, la sécurité économique et sociale des populations et la solidarité ?

Que faire ? Que proposons-nous ?

Pour redonner du sens aux sociétés capitalistes européennes, pour responsabiliser leurs investissements, les rendre durables écologiquement et prioritaires dans les secteurs et les travailleurs pour lesquels le confinement a montré le caractère irremplaçable dans la continuité desdites sociétés, il faut de la monnaie, le nerf de la guerre. Orientation discrétionnaire impossible de nos jours en Europe où le monétarisme de Milton Friedman et des Chicago boys domine la conception de la monnaie, la pensée sur la monnaie et la politique monétaire depuis les années 1980.

En effet, la monnaie, suivant cette théorie/idéologie friedmanienne, est un voile au sens où elle ne sert que d'intermédiaire aux échanges des produits réels. Toute inflation étant d'origine monétaire[34], la politique monétaire ne peut être efficace qu'à court terme tant que les agents économiques sont frappés d'illusion monétaire. Elle est complètement inefficace à

---

[34] L'inflation actuelle montre que toute inflation n'est pas d'origine monétaire. Elle peut aussi être le résultat d'un confinement qui entraîne un choc d'offre (contraction) et un choc de demande (hausse brusque d'une demande de précaution et concentrée de certains produits).

long terme où elle entraîne de l'inflation. La gestion monétaire qui en découle a donc principalement trois volets :

- Premièrement une création monétaire arrimée automatiquement sur la conjoncture économique de telle façon que la masse monétaire baisse lorsque l'économie est en surchauffe et augmente pour alimenter une croissance molle.
- Deuxièmement, la promotion d'une Banque centrale européenne (BCE) indépendante qui ne va s'occuper que de la lutte contre l'inflation pour préserver la valeur de la monnaie (l'euro).
- Troisièmement, le trésor public comme canal public de création monétaire est supplanté par des entreprises privées dans la création monétaire (les banques commerciales).

Avec une monnaie devenue un bien privé entre les mains d'entreprises privées et gérées de façon idéologique par une Banque centrale européenne indépendante, les États européens modernes n'ont pas seulement perdu le principal levier de leur action politique, économique et sociale, mais ont aussi enregistré un recul démocratique au sens où la Banque centrale indépendante n'a de compte à rendre à personne d'autre qu'à elle-même.

Il va donc sans dire que retrouver du sens dans les investissements, orienter ceux-ci vers les secteurs révélés vitaux par le confinement et le Covid-19, soutenir des politiques de lutte contre le réchauffement climatique et les inégalités, favoriser le travail et les travailleurs utiles à la société, puis redonner des ressources à la sécurité sociale via le renforcement de l'État social, exigent, non une BCE indépendante et une monnaie neutre, mais une BCE responsable et une monnaie qui ne soit pas neutre. Cette responsabilité implique tant la prise en compte dans toute politique monétaire des interconnectivités entre l'économie, les inégalités, la pauvreté, l'écologie, la prospérité et le bien-être que la possibilité pour les États de recréer de la monnaie via le canal du Trésor public de façon à mener une politique monétaire dont la lutte contre l'inflation n'est qu'une modalité de la responsabilité contrairement à la situation actuelle où le dogmatisme anti-inflationniste devient une éviction de la responsabilité de la monnaie et de sa politique monétaire sur la pauvreté, les inégalités, le réchauffement climatique et la sécurité sociale.

Nous proposons de refaire de la monnaie un bien commun géré de façon responsable par des États dont la politique encastre l'économie, la BCE et sa politique (voir le schéma ci-dessous). C'est la clé de tout changement de politique en Europe. Il faut inventer une nouvelle fonction de production où la solidarité, la santé de la population et le sens à donner aux sociétés sont choisis et figurent comme des paramètres centraux.

États/UE

(Sens, Responsabilités, Priorités, Solidarités)

Économie

BCE Responsable

Politique monétaire comme politique en soutien à la politique économique, environnementale et de lutte contre la pauvreté et les inégalités

Françoise Foning : « Je suis la seule femme homme d'affaires du Cameroun. »[35]

Toute l'Afrique connaît la Camerounaise Françoise Foning. Issue du petit peuple, n'ayant jamais été à l'école une seule seconde, elle s'est pourtant hissée au sommet de la scène politique et entrepreneuriale africaine et mondiale grâce à son énergie naturelle, son talent, son militantisme politique et son esprit d'entreprise.

« Je suis la seule femme homme d'affaires du Cameroun », sa célèbre phrase, déroutante pour les logiciens de la langue française et du genre, s'est avérée ô combien profonde de sens pour les rapports de genre en Afrique et à travers le monde.

En cette période de confinement, où les petites mains qui ramassent et produisent sont surtout féminines, cette phrase de Françoise Foning nous revient à l'esprit. Beaucoup d'Africains instruits se sont moqués de ses mots en soulignant que Madame Foning ne savait pas causer français et était inculte. Nous pensons plutôt qu'il faut s'arrêter sur une telle phrase et penser son agencement de mots pour comprendre le monde qui lui a donné naissance et qu'elle a mis en scène.

Dans l'esprit de Françoise Foning, l'« homme d'affaires » est une catégorie, un statut et une compétence. Dans cette première

---

[35] Françoise Foning (1949-2015), entrepreneure et femme politique camerounaise.

acception, l'« homme d'affaires » ne désigne pas un homme de sexe masculin qui fait des affaires, mais définit un rôle dans la société, un rôle devenu un critère classificatoire et statutaire.

Une autre compréhension de cette phrase revient à signaler que ce rôle, cette fonction et ce statut sont habituellement exclusivement masculins dans le Cameroun et dans l'Afrique où a grandi Françoise Foning. « Je suis la seule femme homme d'affaires du Cameroun » montre ainsi tout le mérite de cette femme qui, malgré l'exclusivité des hommes dans le monde des affaires dans son continent natal, a réussi à se faire une place au soleil du business.

Plus important encore, la compréhension de cette phrase est indissociable de la domination, de l'injustice et de l'exclusion dont les femmes africaines ont été victimes dans certains domaines par leur éducation et leur société. Françoise Foning met en exergue, dans cet énoncé, le formatage imposé par une société masculine, machiste et patriarcale qui, par ses constructions symboliques et sa division sexuelle du travail, empêche de penser que la femme puisse aussi être *femme d'affaires* sans être obligée de passer ou d'être mise en valeur par la catégorie masculine de *l'homme d'affaires*. Devenue une entrepreneure politique et économique par ses qualités singulières de femme, Françoise Foning était consciente d'avoir réalisé ce que seuls les hommes peuvent réaliser et se considérait même comme la seule femme camerounaise devenue un homme. Dans l'entendement africain, ce dernier aspect est particulièrement interpellant car en Afrique on dit d'une personne qu'elle est « déjà un homme » et jamais « déjà une femme » lorsqu'elle atteint l'âge adulte. Et même si l'on dit d'une fille qu'elle est « déjà une femme », cela signifie qu'un homme qui est « déjà un homme » peut désormais en faire son épouse.

Une autre expression commune en Afrique est de dire d'une personne qu'elle « devient l'homme (et non la femme) de la maison » lorsqu'on veut évoquer le fait que c'est elle qui commande et finance, attributs de sexe masculin. Ainsi devenir « un vrai homme » et non « une vraie femme » revient à signifier qu'on est une personne qui compte et n'a pas raté sa vie suivant les critères de réussite que sont le pouvoir, l'avoir, l'estime et le respect de ses semblables. Françoise Foning, en se déclarant « la seule femme homme d'affaires du Cameroun », se place dans cette logique-là, où la figure du pouvoir, de la réussite économique, de l'estime, de la valeur et du commandement est masculine au point de sembler une chose naturelle.

Une première question nous vient dès lors à l'esprit : doit-on devenir un homme pour être une femme importante, valorisée et reconnue pour son utilité à la société ?

En ces temps de confinement où les femmes sont majoritaires parmi les citoyens qui aident, soignent, assistent et nettoient, l'égalité de genre se révèle à la fois vraie et fausse. Fausse sur le plan économique, car les écarts de salaire entre hommes et femmes, à qualification égale, restent largement favorables aux hommes. Fausse aussi sur le plan de la considération sociale, politique et économique, car les secteurs du soin, du nettoyage et de l'assistance sont largement dominés par les femmes, qui y sont non seulement mal rémunérées mais aussi en manque de reconnaissance sociale. « Je suis le seul homme femme de ménage du Cameroun, de Belgique, de France ou d'Italie ! » Combien d'hommes à travers le monde oseraient prononcer publiquement une telle phrase pour se valoriser, afficher leur réussite sociale et vanter leurs qualités ? Aucun ! Parce que les hommes ont fait de leurs rôles les rôles les plus estimés, les plus reconnus et les plus utiles à la société. Le confinement et la société pandémique moderne nous montrent pourtant tout le contraire, s'il en était encore besoin.

D'un autre côté, et c'est là le paradoxe, il nous semble que les femmes qui soignent, assistent, enseignent, entreprennent ou dirigent ont en tant que femmes des qualités et une sensibilité que ne possède pas le sexe masculin. Sans contester son caractère fondé dans de nombreux domaines, l'égalité de genre nous inquiète parfois aussi car elle prend par moments la direction de l'identité de genre au sens où elle impliquerait une absence de différences entre hommes et femmes.

Autrement dit, le monde s'appauvrit-il ou s'enrichit-il avec des femmes qui deviennent femmes d'affaires grâce à leurs qualités de femmes ou avec des femmes qui deviennent hommes d'affaires parce qu'elles sont devenues des hommes en cessant d'être des femmes ?

Dans le deuxième cas, nous ne serions pas loin de la conception néolibérale de l'homo œconomicus selon laquelle la diversité humaine, dotée de sensibilité et des attaches disparaîtrait pour construire un seul et même individu robot et asexué ne répondant plus qu'aux incitations économiques d'ordre individuel.

Il nous semble que l'égalité de genre et la justice de genre devraient consister à déconstruire les habitus cultuels et culturels qui n'y concourent pas et à donner les mêmes moyens d'épanouissement, de rémunération et de reconnaissance tant à des femmes qui restent femmes qu'à des hommes qui restent hommes. La société pandémique moderne nous enseigne que c'est le rôle joué pour donner du sens et maintenir la société en vie qui est important et doit être valorisé et reconnu, quel que soit le genre des personnes.

Paul Biya, Maurice Kamto et l'économie politique de la visibilité[36]

Il est des périodes où les astres semblent s'aligner pour donner une saveur et une résonance particulières à certains concepts. *Zeitgeist,* « l'esprit du temps » dans la philosophie allemande, est de ceux-là. Il est marqué au Cameroun par une problématique de la visibilité à partir de laquelle il est possible d'esquisser une économie politique. De façon concomitante au confinement, ce pays, majoritairement chrétien, fêta la visibilité liturgique du Christ ressuscité, connut le surgissement d'un ennemi invisible « baptisé » Covid-19 et vécut un confinement dont le but était de rendre les populations invisibles au coronavirus. D'où une joute politique sur l'« invisibilité » de Paul Biya, son président en exercice, dont la discrétion et la rareté de la parole publique ne sont pas des légendes depuis quarante ans de pouvoir.

Maurice Kamto et le pouvoir classique : un *one man show*

C'est à Michel Foucault que nous devons une analyse originale du pouvoir à travers une économie politique de la visibilité. Pour cet auteur, le pouvoir se loge dans les relations sociales, mieux, les relations sociales sont des relations de pouvoir. Sous ce prisme, le

[36] Paul Biya est président du Cameroun depuis 1982 jusqu'au moment où ces lignes sont écrites en mars 2022. Maurice Kamto est son principal opposant politique.

pouvoir classique se matérialise par un *one man show* constant caractérisé par le fait que le *big man* ou l'homme fort se fait voir et met tout le monde sous éteignoir afin que seule son image émerge, brille de mille feux et écrase toute la société par une iconographie et une présence physique autant triomphantes que dominantes et héroïques. Si, dans le cas de la France, cela évoque le Roi-Soleil se pavanant devant ses sujets en tenue de luxe et d'apparat, pour l'Afrique, la figure dont l'accoutrement et les attitudes publiques évoquent le pouvoir classique est celle du maréchal Mobutu.

Se faire voir en mettant les autres sous éteignoir est donc une relation de pouvoir classique matérialisée par la faculté qu'a l'homme fort de se tenir de façon fière et arrogante devant ses sujets et par la possibilité qu'il a d'envoyer n'importe qui aux oubliettes à travers la sombre fête punitive. La pandémie Covid-19 montre, même si l'Europe d'aujourd'hui n'est plus celle de l'âge classique, une omniprésence des présidents et des chefs de gouvernements dans les médias, preuve que la société pandémique moderne continue de mettre en avant les corps des chefs censés soigner les peuples dont les corps sont cachés par le confinement.

Maurice Kamto a bien saisi cet enjeu de pouvoir en montrant aux Camerounais comment se laver les mains, et en initiant un fonds de survie censé venir en aide aux populations. Le Covid-19 est une opportunité politique pour se rendre visible dans le combat contre un ennemi invisible, prouvant ainsi que se faire voir reste un attribut du pouvoir autant que la capacité de mettre les populations en quarantaine via le confinement, à la seule différence que, contrairement au pouvoir classique, cette décision est motivée par l'intérêt général plus que par la visibilité égoïste et dominatrice du *big man*.

Au Cameroun, confinement, gestes barrières et dépistage ont été mis en place. L'équipe gouvernementale en charge de mener « la guerre » au Covid-19 a été omniprésente sur les chaînes de télévision. Le président camerounais Paul Biya est cependant resté en retrait pour ne pas dire invisible. Situation qui a été dénoncée par l'opposant Maurice Kamto qui démontra à la fois que la visibilité du président reste un argument de pouvoir, et que la mise en scène du corps des chefs rassure les populations. L'opposant politique voulut ainsi montrer la défaillance physique du président camerounais âgé de 89 ans en dénonçant son invisibilité au front de la bataille contre le Covid-19. C'est donc à dessein qu'il feint de ne pas voir l'activité du *corps politique* du chef de l'État à travers l'action gouvernementale de lutte contre le Covid-19. Il apparaît, en pleine crise sanitaire, que le *social distancing*, marque déposée du président Paul Biya depuis 40 ans de pouvoir, est d'autant plus exploité politiquement par Maurice Kamto que celui-ci est conscient, étant donné l'âge avancé de Paul Biya, qu'il ne peut être omniprésent dans les médias comme les autres chefs d'État à travers le monde. L'opposant Maurice Kamto espère construire son image de chef d'État en occupant l'espace médiatique. Il cherche, par sa visibilité déclarative, à mettre sous éteignoir l'image de Paul Biya, à dénigrer son corps physique et à disqualifier son corps politique.

Paul Biya et le pouvoir panoptique : voir les autres sans être vu

Paul Biya est parvenu à se faire désigner en 1982 comme successeur d'Ahmadou Ahidjo[37] en se rendant invisible dans le cercle des jeunes loups aux dents longues qui voulaient le pouvoir, le faisaient savoir publiquement et se montraient, à l'instar de feu

[37] Premier président du Cameroun indépendant, au pouvoir de 1960 à 1982.

Ayissi Nvodo et feu Samuel Eboua, prêts à diriger le Cameroun post-Ahidjo.

Passer du statut d'homme privé à celui de prince exige, d'après Machiavel, de savoir « qu'un homme privé, par définition dépourvu de force, ne peut en acquérir en quantité efficace qu'en cachant son intention de prendre le pouvoir. Ce qui caractérise en effet la force, c'est qu'elle est visible ; la ruse du sujet politique doit la rendre invisible comme menace »[38]. Ceux qui montrent leurs muscles politiques se font voir de tous, présentent publiquement leur ambition et courent le risque de se faire contrecarrer contrairement à ceux qui aspirent au même pouvoir mais feignent le contraire. Toute la différence de tempérament entre Maurice Kamto et Paul Biya se trouve à ce niveau car Ahidjo a choisi comme successeur celui de ses collaborateurs qui se montrait le moins intéressé par la magistrature suprême, alors que Maurice Kamto se décide de torpiller un régime au sein duquel il été ministre pendant sept ans. Si Kamto a des soutiens au sein de l'élite politique confinée en prison à Yaoundé[39], dans la diaspora camerounaise et au sein de l'ethnie Bamiléké, combien d'ennemis se fait-il au sein du régime en place, des autres ethnies camerounaises et dans l'opposition camerounaise en faisant de son parti *un État dans l'État* ? N'est-il pas en train de commettre ce que le cardinal de Richelieu considérait comme le pire péché politique ?

Depuis son arrivée à la tête du Cameroun, Paul Biya a construit son pouvoir sur la capacité de voir les autres sans se faire voir par eux. C'est ce que Michel Foucault appelle le pouvoir panoptique des chefs modernes. Ce que fait le monde entier aujourd'hui est de

---

[38] Manent, P. (2007), *Naissance de la politique moderne*, Paris, Gallimard, p. 25.

[39] Capitale du Cameroun, siège de la prison centrale où sont incarcérés plusieurs hauts dignitaires du régime en place.

se confiner afin d'augmenter son pouvoir face au coronavirus qu'il veut rendre ainsi visible en regroupant des informations sur lui. Est ainsi mis en évidence le fait que, contrairement au pouvoir classique, les maîtres/chefs modernes sont ceux qui peuvent voir le peuple, le discipliner, le surveiller ou le punir sans être vus par ledit peuple. Ce type de pouvoir a été exercé par Paul Biya, qui, après avoir observé que Maurice Kamto surfait sur le slogan du président invisible et évoquait l'idée d'une vacance de pouvoir, s'est rendu bien visible en rencontrant l'ambassadeur de France au Cameroun le 17 avril 2020 et en s'entretenant avec lui sur le Covid-19. Le président camerounais fit donc étalage d'un pouvoir panoptique à travers lequel il se montra au courant de tout bien que se rendant invisible de tous. Comme le dit un proverbe camerounais, « l'argent et le pouvoir ont ceci en commun qu'ils font beaucoup de bruit là où ils manquent et très peu là où ils abondent ».

Mentir, salir, condamner et mettre à mort : Facebook comme Golgotha

S'il est un domaine où les *fake news* donnent le tournis en mélangeant les frontières entre le faux, le vrai, le mythologique et le réel, c'est bien au sujet du Covid-19. Les *fake news*, depuis la campagne électorale de Donald Trump et celle relative au Brexit, se sont montrés très efficaces dans les combats politiques. Ils déroutent les opinions en diffusant le doute, avec l'ambition d'enjoliver l'image de celui qui veut accéder au pouvoir en faisant passer le faux pour le vrai et le vrai pour le faux.

Le temps pascal que traverse ce Covid-19 révèle que le Sanhédrin et les autres accusateurs du Christ étaient, si l'on se réfère à la Bible, des adeptes des *fake news*. Le but est de discréditer l'image publique du Christ autant que son discours. Le « Roi des Juifs » sera ensuite mis à mort. Il y a donc, comme le montre Hannah Arendt dans *Du mensonge à la violence*[40], un lien direct entre la propagation de *fake news* (le mensonge), l'intoxication de l'opinion publique et la violence qui prend la figure de la condamnation et de la mise à mort.

Pour le Cameroun, les réseaux sociaux sont devenus une arène de gladiateurs politiques modernes dont les *fake news*, principalement du côté du challenger Maurice Kamto, en font le Golgotha au sens de lieu de lynchage, de condamnation et de mise à mort sur base du mensonge. Et comme les nouvelles technologies redistribuent démocratiquement à la fois le pouvoir classique (se faire voir) et le pouvoir panoptique (voir sans se faire voir, notamment à travers les faux profils), les séides de Maurice Kamto ont annoncé la mort de Paul Biya des suites de Covid-19 ; et ceux de Biya ont répliqué en annonçant la mort de Kamto des suites du même virus. La mise à mort du corps des maîtres/chefs témoigne donc de la visibilité comme constitutive du pouvoir parce que la mort est politiquement une défaite au sens où elle rend invisible le corps des maîtres/chefs.

Par analogie avec le Christ ressuscité, la presse gouvernementale camerounaise a titré « Il est ressuscité » pour souligner, après la rencontre avec l'ambassadeur de France au Cameroun, le caractère christique de Paul Biya. Après avoir été tenu pour mort par Maurice Kamto et ses partisans, il était apparu vivant en chair et en os : l'image de Biya recevant l'ambassadeur de France utilise l'image à la fois comme auxiliaire de l'entendement et comme un obus iconographique à fragmentation politique. Cependant, comme les *fake news*, leurs diffuseurs et le large public

---

[40] Arendt, A. (2002), *Du mensonge à la violence : essais de politique contemporaine* [1972], trad. G. Durand, Paris, Presses Pocket.

camerounais qui en raffole ont ceci de particulier qu'ils ne connaissent pas la honte, les partisans de Kamto soutinrent que « Paul Biya n'est pas Paul Biya ». Autrement dit, soit celui qui reçut l'ambassadeur de France au Cameroun était un sosie parfait, soit les images de cette réception furent le résultat d'un sacré montage numérique pour faire croire que le président camerounais n'était pas mort alors qu'en réalité l'était.

La scène politique camerounaise entrait ainsi dans le monde de la post-vérité : le pays était désormais dirigé par un sosie/fantôme de Biya alors que Maurice Kamto apparaissait comme « le président élu » qui, d'après ses partisans, devait être en poste. Il est de bon ton, afin de ne pas perdre la face et de ne pas discréditer l'image de son champion, d'aller crescendo dans les *fake news*. Situation initiée dès lors par Maurice Kamto, qui non seulement considérait sa vérité individuelle (j'ai gagné la présidentielle) comme supérieure à la vérité institutionnelle (Paul Biya est vainqueur d'après le Conseil constitutionnel), mais aussi inaugurait un post-thomisme politique (croire sans voir) qui revenait à se dire vainqueur de la dernière présidentielle sans en fournir aucune preuve matérielle.

Aux masques contre le Covid-19 s'ajoutent ainsi des masques langagiers, des images et des discours où des Camerounais font du venin des mots, de la puissance iconographique et de Facebook des vecteurs d'un virus de la haine dont ils s'auto-infectent pour un avenir politique aussi insaisissable que le Covid-19.

Confinement et inflation

Nous connaissions jusqu'ici plusieurs types d'inflation et leurs sources. Il existe une inflation par la demande, dont la source est une demande supérieure à l'offre, situation qui tire les prix vers le haut. Il existe aussi une inflation importée, c'est-à-dire causée par l'importation de biens dont les prix connaissent déjà une hausse générale dans leurs pays de fabrication. Cette hausse des prix se répercute sur le niveau général des prix du pays importateur, notamment lorsque cette importation concerne des produits de consommation situés aux confluences du système de production et de consommation du pays importateur. Il existe également une inflation induite par le plein emploi. C'est le cas lorsque toutes les capacités de production d'un pays sont mobilisées et que toute hausse de la demande ne peut entraîner une augmentation de l'offre par absence de capacités de production oisives. Dans ce cas, la hausse de la demande entraîne une hausse purement nominale en termes d'unités monétaires à débourser pour acquérir un bien ou bénéficier d'un service car toute hausse quantitative (réelle) est matériellement impossible à la fois par absence de main-d'œuvre libre et par le fait qu'augmenter l'offre exige du temps. Et puis, il y a la croissance qui entraîne chaque fois une inflation par la croissance car chaque croissance s'accompagne d'une amélioration de la qualité des produits suite à des investissements innovateurs supplémentaires induisant une hausse des prix liée à celle de la qualité des innovations et des produits. En termes techniques, cette inflation est dite procyclique pour signifier qu'elle augmente avec la croissance et diminue en période de noncroissance. Il existe encore une inflation par malthusianisme de monopole lorsqu'en situation de monopole un acteur augmente ses prix pour améliorer ses marges bénéficiaires. Enfin, nous connaissons aussi l'inflation monétaire, résultat de l'augmentation d'une masse monétaire vide parce que sans valeur pouvant en constituer la contrepartie réelle en termes de richesse matérielle dans une perspective monétariste où la monnaie n'est pas la richesse mais un simple voile permettant aux choses de s'échanger les unes contre les autres.

En société pandémique moderne, une inflation a été observée tant en Occident qu'en Afrique. La situation de confinement explique cette inflation de plusieurs façons. Premièrement, les pays occidentaux qui avaient selon leurs politiques néolibérales encouragé les délocalisations ont, sous le confinement, importé cinq à dix fois plus cher de Chine des médicaments et des masques pour lutter contre le Covid-19. La Chine qui croupissait sous une hausse des demandes de masques à fournir dans un temps très court a donc naturellement augmenté ses prix. Le confinement montre, dans ce cas, qu'une inflation importée et une inflation par la demande peuvent être couplées dans le temps et l'espace.

Deuxièmement, le confinement a entraîné le chômage technique de nombreux travailleurs. Ceux-ci n'étaient plus en mesure d'apporter leurs compétences dans les chaînes de production dont les quantités produites ont elles-mêmes baissé du fait des restrictions de leurs activités productives par le confinement. La preuve de cette baisse de la production est la baisse du prix du carburant pendant le confinement, signe que l'on a consommé moins d'énergie dans les machines de tous types (automates, voitures, avions, camions, bateaux...) nécessaires à la production et à la consommation de masse. Mais cette baisse du prix du carburant n'a pu compenser la baisse des stocks des produits de première nécessité face à une demande brutalement en hausse du côté des consommateurs qui voulaient se prémunir contre le risque de pénurie. La production disponible aujourd'hui a été faite avec le prix du carburant d'hier. La baisse du prix du carburant aujourd'hui suite au confinement ne pouvait donc entraîner la baisse des prix des produits de première nécessité car leurs coûts de production dataient d'hier et leurs prix intégraient le *shadow price*, c'est-à-dire un prix qui tient compte de la contrainte conjoncturelle de rareté de l'offre.

Troisièmement, le confinement a entraîné une discontinuité de l'espace de circulation des Hommes, des choses et donc des demandes et des offres. Un espace ouvert, c'est-à-dire où les Hommes circulent librement d'un lieu à un autre, permet une meilleure distribution des demandes dans un territoire de telle façon que celles-ci ne se concentrent pas dans un très petit nombre de commerces et de supermarchés. Le confinement a entraîné le contraire et a donc impacté plus durement les stocks disponibles dans un rayon territorial donné. Le confinement a mis ainsi en évidence ce qu'on peut appeler les *conditions spatiales de l'inflation* induite par la hausse d'une demande de précaution qui s'adressait à un ensemble d'offreurs limités dans un espace lui-même limité par le confinement parce que (re)distribué de façon discontinue.

En Afrique, d'autres dimensions se sont ajoutées à cette inflation par le confinement. Il y a bien entendu la dimension spatiale suite à la fermeture des frontières alors que ce continent importe la majeure partie de ses intrants de production, y compris dans la production des produits d'exportations. Autrement dit, il y a des importations dans les exportations africaines. La dimension internationale du confinement, avec la fermeture des frontières, a entraîné une hausse des prix liée au tarissement des stocks locaux. Les autres conditions spatiales de l'inflation mises en exergue par le confinement sont à la fois la coupure des villes d'avec les zones rurales qui approvisionnent les citadins en denrées alimentaires de première nécessité, et le fait que les pays africains au sud du Sahara sont majoritairement des sociétés où l'économie populaire assure un ensemble de services et de marchés quotidiens qui nourrissent la majeure partie de la population. Le confinement a annulé ou diminué drastiquement cette offre quotidienne de produits et de services par les acteurs populaires et leurs pratiques économiques. Il en a résulté une demande supérieure à l'offre bridée de services et de produits, provoquant ainsi une hausse des prix sur le terrain.

L'Afrique est cependant, comme l'Occident, un endroit où l'on trouve aussi des esprits capitalistes, voire inhumains. Ces esprits profitent du confinement pour créer des pénuries artificielles par dissimulation volontaire d'un ensemble de produits de première nécessité afin d'exploiter leur rareté artificielle pour augmenter les prix et ainsi réaliser des plus-values conjoncturelles. *L'esprit du capitalisme,* ainsi que nous l'enseigne Max Weber, accroît donc non seulement l'expansion de l'avarice, mais suscite aussi une sensibilité culturelle, une psychologie et un style moral capables d'exploiter le confinement comme une opportunité conjoncturelle d'accumulation qui crée une rareté artificielle nécessaire à la hausse des prix suivant le jeu de l'offre et de la demande. Le temps, c'est de l'argent même en temps du confinement ! Karl Marx l'avait bien vu, l'*esprit du capitalisme* est cet esprit qui vise, non seulement à tout transformer en marchandise, mais aussi à exploiter toute situation pour accumuler en faisant de l'accumulation pour l'accumulation l'alpha et l'oméga de sa raison d'être.

Post-confinement et développement de l'Afrique

Le confinement, même contraint, est une période de retraite spirituelle et intellectuelle. Il est un arrêt sur image du monde. Il donne à penser à ce que ce monde a été, à ce qu'il est et à ce qu'il peut devenir. C'est un moment-bilan, un temps-tremplin pour de nouveaux horizons. Que révèle-t-il et qu'enseigne-t-il du développement de l'Afrique ?

Un confinement peut en cacher un autre

Le confinement est une opportunité pour repenser le développement en général et celui de l'Afrique en particulier au moins pour trois raisons. Premièrement, c'est un *stress test*, un laboratoire grandeur nature qui sert à éprouver la résistance du monde mis en place par le Consensus de Washington. Deuxièmement, les gestes barrières, au sens de dispositif disciplinaire des corps (mettre des gants, porter des masques, distanciation sociale, limitation des déplacements, laver ses mains au savon, ne plus se serrer la main, ne plus s'embrasser, tousser dans le creux interne de son coude, travailler à distance...), font du confinement une politique de normativisation des mœurs dans une société sous l'emprise d'un mal viral. Le néolibéralisme a agi de même depuis 1980 sur les mœurs africaines. Privatiser les terres, mettre l'État de côté, donner une place centrale au marché, libéraliser les systèmes financiers, s'ouvrir au libre-échange et casser l'autonomie des paysanneries sont devenues les nouvelles normes pour combattre le sous-développement comme menace sociétale. Troisièmement, la menace létale qu'est le Covid-19 fait du confinement une technologie politique de gestion des distances et donc de l'espace entre les individus, puis entre les individus et les choses.

Le confinement est donc un ordre contraignant des Hommes, des choses et des espaces grâce auquel les sociétés pandémiques modernes sortiraient guéries et sécurisées par rapport au coronavirus. Logique contraignante identique à celle du développementalisme au sens où les ajustements structurels, l'initiative PPTE[41] et les conditionnalités de l'aide au développement sont des contraintes préalables pour le bien futur des sociétés qui les supportent. Le confinement et le développementalisme ont ainsi en commun un imaginaire eschatologique de nature judéo-chrétienne, étant donné qu'ils prédisent un avenir meilleur aux sociétés moyennant une souffrance rédemptrice, « une civilisation des mœurs » et un rationnement dans de nombreux domaines.

Il est donc important de souligner que le Covid-19 révèle une Afrique dans une situation de double confinement. D'une part, celui qui s'observe du haut des miradors programmatico-idéologiques du néolibéralisme depuis 1980 et, d'autre part, celui relatif à la lutte contre le Covid-19. Les pauvres qui paient aujourd'hui le confinement au prix fort sont ainsi le révélateur du visage quotidien d'une Afrique synonyme de rationnement, de souffrance et de sacrifice depuis la révolution conservatrice. Dès lors, développer l'Afrique après le confinement ne peut plus équivaloir à la corseter dans un paradigme qui se présenterait comme la seule alternative possible, mais à la (dé)confiner de « la

41 Pays Pauvre Très Endetté.

maison néolibérale » afin que son potentiel puisse se déployer sans entraves paradigmatiques et idéologiques.

Ce que le confinement révèle de l'Afrique néolibérale

Depuis les années 1980, le développement de l'Afrique a été pensé comme un confinement sans conditions dans un néolibéralisme érigé en dictionnaire téléologique et technique de mise en ordre des espaces, des Hommes et des choses. Les espaces doivent se moderniser, les Hommes devenir entrepreneurs d'eux-mêmes et les choses des veaux d'or d'une maison néolibérale dont les quatre murs sont le libre-échange, le monétarisme, l'économie de l'offre et la formalisation de l'économie informelle.

Le Covid-19 a montré que cette maison a des murs friables, des fondations fragiles et manque de toit. Le mur commercial sous-tendu par le libre-échange a favorisé des dépenses de libéralisation au détriment des dépenses de consolidation des systèmes de santé et de sécurité sociale. L'actuelle crise sanitaire a mis en lumière une Afrique en friche dans ces domaines. Le mur monétaire sous l'égide du monétarisme a sorti les banques centrales de leur rôle d'assureurs en dernier ressort du financement du développement pour en faire des spécialistes dogmatiques de la lutte contre l'inflation. L'Afrique s'est ainsi découverte incapable de financer de façon autonome un plan de lutte contre le Covid-19.

Le mur de la liberté – entendue comme économie de l'offre – promeut une *démocratie des consommateurs* au sens de la hausse du pouvoir économique des sociétés et des individus. Par conséquent, le Covid-19 a mis en lumière une Afrique où une foule de pauvres est exclue des droits fondamentaux (accès au logement, à l'eau, à l'électricité, à la santé…) à cause d'une approche de la liberté comme un *pouvoir économique* et non comme un *élargissement des droits politiques, économiques et sociaux.*

Le mur de la formalisation de l'économie informelle a consisté à expulser la culture économique africaine de la maison néolibérale. Dès lors, le Covid-19 et le confinement qu'il a imposé ont témoigné du fait que l'Afrique néolibérale n'est une maison que de nom car ses populations confinées se rendent compte qu'elles sont sans abri. Elles sont sans toit parce que l'État, garant de l'intérêt général, a été mis de côté, et elles sont sans fondations car le marché censé bétonner leur sous-sol a été aux abonnés absents face au virus. Construire une société de marché peut-il continuer à être la seule voie du développement de l'Afrique si le marché disparaît comme neige au soleil dès que les sociétés africaines sont face à une difficulté majeure comme le Covid-19 ?

Du (dé)confinement comme sortie du carcan néolibéral

Quelques leçons apparaissent en matière de développement suite au Covid-19 : la dette improductive de l'Afrique est une épée de Damoclès sur les générations présentes et futures ; l'État reste, malgré tout, l'acteur garant d'un projet collectif et d'une sécurisation collective de la vie ; les marchés sont déficients dès qu'apparaissent des maux nécessitant de la solidarité de l'action collective ; les pays souverains dans de nombreux secteurs (Chine, Allemagne, Corée du Sud, Hong Kong...) possèdent une meilleure capacité de réaction face aux crises sociétales de grande ampleur comparativement à ceux qui ont misé sur les délocalisations tous azimuts.

Dès lors, (dé)confiner le développement de l'Afrique exige une pensée post-confinement axée sur la sortie de la gangue néolibérale via la construction de cinq souverainetés fondamentales : la souveraineté sanitaire ; la souveraineté alimentaire ; la souveraineté économique ; la souveraineté numérique et la souveraineté monétaire. Celles-ci, quoique relatives, constituent les conditions de possibilité d'une extraversion non handicapante pour un développement conçu comme un projet sans cesse revisité de sécurisation durable de la vie collective et individuelle.

En Afrique, la souveraineté *sanitaire* exige des investissements publics et privés dans les infrastructures de santé et la recherche scientifique sur la standardisation des principes actifs de la pharmacopée africaine afin d'adapter le soin au pouvoir d'achat de l'Africain ordinaire. Elle exige aussi le brevetage de ces principes actifs et la mise en place de comités scientifiques et éthiques indépendants chargés de la validation des médicaments, de contrôler la compatibilité des vaccins et des essais cliniques avec l'objectif de santé publique afin d'orienter la politique publique dans ce domaine. La souveraineté *économique* a pour objectif de construire un moteur endogène de production des richesses en se basant sur le dynamisme de l'économie populaire, la transformation des matières premières et le soutien à la petite et moyenne entreprise locale. Un moyen est d'exiger des transferts technologiques contre des matières premières dans les échanges avec la Chine. La souveraineté *alimentaire* est un aspect de la sécurité sociale. Une population qui mange équilibré est déjà une population soignée. La démographie, la recherche agronomique et les terres arables deviennent de ce fait des ressources à capitaliser pour la souveraineté alimentaire. Mettre en route des programmes ambitieux de logement sociaux pour sortir progressivement des bidonvilles doit être adjoint aux mécanismes d'assurances maladie, vieillesse et chômage. Le travail social est aussi un important gisement d'emplois pour une population jeune. La souveraineté *numérique* permettrait l'enrichissement du stock de capital endogène, le renforcement des connectivités inter-secteurs, une meilleure ouverture au monde, un meilleur pistage des épidémies grâce à la géolocalisation et une hausse de la productivité du travail dans tous les domaines. Tout ceci est difficile sans la souveraineté *monétaire* et une conception active de la monnaie créée par un système financier qui répond plus aux besoins des économies et des sociétés qu'à la lutte dogmatique contre l'inflation. Bâtir ces souverainetés relatives entraîne des grands travaux qui tirent l'éducation, améliorent le bien-être et emploient les populations dans un moment keynésien où la dépense publique a du sens.

La valeur enlevée du cours à distance

La société pandémique moderne est aussi une société de mise à distance des Hommes. Tout travailleur a fait l'expérience du travail à distance, du moins ceux qui avaient les moyens de l'expérimenter. Nous, universitaires, enseignants et chercheurs, avons vécu le basculement du travail de professeur. Nous sommes partis d'un professeur qui fait son cours debout, aime écrire au tableau et sentir la salle, à un professeur solitaire devant son écran, les mains sur le clavier et le regard sur les têtes immobiles d'étudiants qu'affiche le dispositif *Teams* ou le *zoom*. Nous sommes devenu un professeur qui se connecte à ses étudiants alors que sa fille de huit ans revendique son câlin et rôde autour de lui.

Le confinement a fait de nous un Homme dont l'épouse et les enfants découvrent une nouvelle dimension car ils ne l'avaient jamais vu dans ses œuvres de professeur en train de dispenser un cours. Un Homme qui se rend compte qu'il fait moins bien son cours à distance qu'en présentiel. Il ne sent pas la salle, il ne voit pas les regards des étudiants, il ne scrute pas les mimiques, les attitudes, les soupirs, autant de choses qui constituent une communication non verbale source d'informations grâce auxquelles le professeur s'ajuste de façon dynamique en présentiel, arrête, va plus lentement, interroge, pose une question ou demande si tout va bien.

Et dire qu'il semble que ce soit cela l'avenir du métier d'enseignant ! Il nous suffira d'enregistrer des cours et de les balancer aux étudiants qui se chargeront de les assimiler et de nous poser des questions par écrans interposés ! Il nous suffira d'enregistrer un cours que les logiciels dupliqueront et réciteront sans aucune correction, nuances ou ajouts qui, parfois, surviennent par fulgurance avant le cours, pendant ou après celui-ci ! Gros avantages en perspective en gains de temps pour les stars d'entre nous qui pourront ainsi faire le même cours au même moment dans deux, trois, quatre, cinq et pourquoi pas dix universités à travers le monde ! Gros avantages en perspective lorsque les algorithmes se chargeront de reproduire les enseignements à la cadence du marché de l'éducation chargé non de former des citoyens mais de produire des ouvriers cognitifs et techniques du capitalisme ! Gros avantages en perspective lorsque, n'allant plus en bibliothèque, des drones apporteront des livres aux étudiants et aux professeurs à travers le monde et que les apprenants enverront leurs devoirs par drones au professeur ! Gros avantages en perspective lorsque l'intelligence artificielle sera le correcteur le plus fiable des copies enregistrées sur ordinateurs suivant un mode de correction automatisée, désincarnée, robotisée et sans nuances !

Mais quelles pertes aussi !

Quelle grosse perte pour le/la professeur e que de ne pas sentir le métabolisme de sa salle de classe, de son auditoire ou de son amphithéâtre !

Quelle perte que de ne pas croiser le regard d'un étudiant satisfait des explications, dubitatif ou complètement perdu !

Quelle perte que de ne plus se présenter physiquement aux étudiants en début d'année pour construire un rapport professeur-étudiant particulier, inspirant, humain !

Quelle perte que de ne plus voir cette mini-société qu'est un groupe d'étudiants s'organiser, entrer en conflit et apprendre à travailler ensemble !

Quelle perte que de ne pouvoir expliquer avec ses yeux, ses mains, ses déplacements, ses gestes et ses mimiques tout ce que le corps dit, que la science ne peut dire, que les mots ne peuvent traduire !

Comment communiquer à distance ce que le corps dit et que les diapositives ne peuvent traduire ? Comment transmettre le fait que nous sommes aussi devenus professeurs en admirant des corps, des yeux, des physiques, des façons de parler, des phrasés, des voix et des caractères devant nous ? Comment construire des citoyens en étant juste une image virtuelle, une voix et des mots qu'on reçoit à distance grâce à la révolution du signe ?

Comment être un bon professeur sans être là physiquement présent et attentif, en n'étant qu'un hologramme ?

Comment reproduire à distance des moments de fou rire entre professeur et étudiants en présentiel, moments qui ponctuent parfois le cours, installent une sympathie et aiguisent un peu plus les oreilles et les cerveaux par la suite ?

Comment sentir son auditoire et percevoir son esprit rebelle, bienveillant ou fatigué ?

Comment ne pas devenir à l'avenir un professeur-gadget au service d'une start-up mondiale spécialisée dans la vente et la distribution de cours préenregistrés ?

Est-ce cela l'avenir du métier d'enseignant et de l'acte de former des citoyens ?

De respirer George Floyd s'est arrêté

« I can't breathe ! »

Cette phrase, la dernière d'un Afro-Américain menottes aux mains et étranglé par le genou d'un policier blanc sur sa gorge est, en plein Covid-19, la preuve que le coronavirus vient ajouter de la misère dans la vie déjà difficile des pauvres, des défavorisés historiques et de ceux dont la vie ne compte pas.

« I can't breathe » est une respiration qui se sent courte, qui se fait rare, puis qui s'absente une fois le cœur en mode off parce que court-circuité par le pouvoir raciste blanc, un racisme chronique, une seconde nature qui manifeste son virilisme jouissif et meurtrier sur des nègres.

« I can't breathe ! »

Ce n'est pas l'assistance respiratoire d'un malade du Covid-19 qui lâche et ne peut plus le sauver de la lévitation de son esprit vers un ailleurs-monde. Ce ne sont pas des poumons qui sont détruits par le Covid-19 et n'assurent plus leur fonction organique. C'est l'acte vital de respirer qui est ôté à un Noir par un Blanc, une banalité dans l'histoire américaine, un détail dans les rapports Occident-Afrique, comme en témoigne aujourd'hui une Méditerranée saturée de tonnes d'ossements de nègres dont les derniers mots engloutis par les flots marins ont certainement été « I can't breathe ! ».

Est-ce ainsi que les gens de rien et de peu meurent ?

Est-ce ainsi que les Noirs passent de vie à trépas dans ce monde, aux États-Unis ?

Oui, c'est très souvent le cas aux États-Unis et dans les rapports migratoires Europe-Afrique.

Les Noirs ne sont-ils pas historiquement parlant ce que Michel Foucault appellerait les restes muets de la politique coloniale, migratoire, économique et raciale ?

Ceux qui ne méritent aucune réparation ?

« I can't breathe ! »

Au moment où, comme l'a dit Achille Mbembe, le Covid-19 fait de l'acte de respirer une réalité qui permet de penser l'importance du soin à apporter à nos corps, à la planète, aux rapports de genre et à nos sociétés en montrant l'importance de la biopolitique et de l'interconnexion des vies animales et végétales, « I can't breathe » est la preuve – non pas à cause du virus mais du racisme, de la haine et de l'exclusion – que « la raison nègre » continue de sévir et reste plus létale que le Covid-19.

« I can't breathe ! »

C'est malheureusement le quotidien de la majeure partie des Hommes et du monde qui vivent avec une infection permanente au virus de l'injustice, du racisme, de l'exploitation et de la haine.

« I can't breathe ! »

Le moment sombre du « Strange Fruit » que chanta Billie Holiday en mémoire des Afro-Américains pendus à des branches d'arbres et balançant leur corps en décomposition comme des fruits au gré du vent, n'est pas révolu aux États-Unis. Il a pris d'autres formes non moins meurtrières et humiliantes.

Est-on un homme si l'on ne peut ôter son genou d'un semblable qui vous dit « I can't breathe » ? Certainement pas, car Albert

Camus nous enseigne dans *Le Premier Homme* qu'« un Homme ça s'empêche ».

RIP[42] à ce frère généalogique dans l'histoire des subalternes de la marche prédatrice du monde.

---

42 Rest In Peace.

Le savant et le politique à la lumière du Covid-19

La société pandémique moderne a non seulement mis en mouvement et en action le savant et le politique, elle a aussi montré la délicatesse des liens qu'ils entretiennent dans les sociétés à travers le monde. Elle a révélé de nouveaux aspects du lien entre le savant et le politique à l'heure de la post-vérité, de la démocratie d'opinion et du populisme politique promus par de nombreux acteurs politiques de poids. Le savant et le politique ont collaboré de bout en bout dans la période de préconfinement, dans la décision de confinement, pendant le confinement et dans l'ordonnancement du déconfinement et de la vaccination.

L'éthique de responsabilité à l'épreuve

Pour ce qui est de la période de préconfinement, le savant et le politique ont tantôt été en contradiction, tantôt de connivence. Dans le cas de la France, des scientifiques devenus ministres ont déclaré que la probabilité pour que « le virus chinois » atteigne la France était très faible. D'autres scientifiques, conseillers des gouvernants français et belges, avaient aussi rassuré leur société jusqu'à parler de l'inutilité de porter des masques si l'on n'était malade. Ils avaient, dans la même veine, mis en doute l'utilité et l'efficacité d'une stratégie de tests massifs. On sait maintenant que des pays comme la Corée du Sud et Hong Kong ont été efficaces dans la lutte contre le coronavirus grâce à des tests massifs et à un port obligatoire du masque dans l'espace public. L'éthique de conviction de savants devenus politiques ou conseillers des politiques et des princes avait, dans les cas belges et français, certainement pris le dessus sur l'éthique de responsabilité du savant qui exige une attitude de doute devant des données scientifiques sommaires sur le virus.

Alors que les informations s'affinent sur le coronavirus, en période de préconfinement, est apparue une sorte d'éthique stratégique de nature politique, partagée par certains savants et certains politiques qui s'accordaient sur le fait qu'affirmer l'inutilité des masques et des tests massifs était la stratégie gagnante pour l'élite gouvernante dans une situation où leurs pays ne disposaient ni de stocks suffisants de masques ni de réactifs nécessaires pour les tests. Et pourtant, face à une maladie inconnue et à des informations scientifiques lacunaires, les tests massifs et la prudence en préconisant le port systématique du masque semblaient scientifiquement plus indiqués et politiquement plus confortables en s'appuyant sur le principe de précaution. Là n'était pas la préoccupation de ces savants et de ces politiques plus préoccupés de masquer les carences de leurs systèmes de gouvernance sanitaire que de suivre l'éthique de responsabilité scientifique et l'éthique de responsabilité politique.

Dans de nombreux pays, la manipulation des opinions a ainsi été l'éthique communément partagée entre le savant et le politique pour mener les populations en bateau...

Suite à la démission devant l'éthique de responsabilité politique et l'éthique de responsabilité scientifique, de nombreux gouvernements ont décidé du confinement. En d'autres termes, le confinement s'est imposé, face aux carences en masques et en tests de nombreux États, comme la stratégie qui masquait cette carence mais aussi comme le meilleur moyen d'en faire le masque et le test de substitution. Rester chez soi ne faisait pas seulement de nos maisons les masques de la famille par absence de masques pour le visage de chaque citoyen, mais aussi un système individualisé de tests puisque c'est de chez lui que le citoyen lambda se testait lui-même en écoutant son corps chaque jour et en signalant, le cas échéant, ses symptômes aux services sanitaires. Le citoyen lambda jouait ainsi le rôle du médecin via une auto-auscultation à travers laquelle, alertés, les professionnels de la santé venaient le chercher ou lui demandaient de rester chez lui s'il y avait des cas plus urgents que lui. Autant le néolibéralisme fait des Hommes des entrepreneurs d'eux-mêmes, autant la société pandémique moderne fait des malades des médecins d'eux-mêmes. Le confinement a ainsi joué plus de fonctions que nous l'avaient dit le savant et le politique. Il masquait bel et bien les carences en masques et en tests des gouvernements, transformait nos maisons en masques collectifs, faisait de la gestion de l'espace et du rationnement des déplacements un bouclier anti-virus, transformait chacun de nous en médecin de lui-même et évoquait l'impératif de la santé publique pour couvrir la honte d'une société pandémique moderne obligée de recourir à une technique moyenâgeuse pour combattre un virus.

Géronticides ?

Le rapport entre le savant et le politique ne s'est pas limité à cette instrumentation du confinement pour des objectifs politiciens inavoués. Il a aussi débouché sur une forme de géronticide déguisé dans des pays comme la France et la Belgique. L'Allemagne et le Japon, pays aux populations très âgées, s'en sont sortis haut la main avec un nombre peu élevé de décès de personnes âgées, car la prise en charge des seniors y a réduit drastiquement le nombre de morts suite au Covid-19. Le fait que la

France et la Belgique aient été en carence de masques et de tests a entraîné dans ces pays (parmi d'autres) l'obligation de faire des choix pour déterminer qui avait droit à un masque, à un test et à un traitement étant donné les limites de stocks pour tous ces produits. Le confinement a eu aussi pour objectif de cacher cette politique de rationnement imposée par un secteur sanitaire en incapacité d'être autosuffisant dans un contexte où tout avait été délocalisé suivant les principes néolibéraux de gestion rationnelle des économies.

Cela nous donne froid dans le dos d'en arriver ainsi à l'évidence que certaines sociétés capitalistes modernes aient pu être amenées à faire le choix de ne pas soigner leurs vieux. On ne peut s'empêcher de se poser la question de savoir si le Covid-19 n'a pas induit une sorte d'obsolescence programmée des vieux dans certaines sociétés capitalistes sous l'emprise tant d'une gestion guidée par les critères avantages/coûts que d'un principe d'utilité économique qui, à l'évidence, n'accorde pas la part belle aux populations âgées. Comment expliquer les géronticides autrement que par une application (désormais inconsciente ?) de choix économiques rationnels dans le secteur de la santé où les gestionnaires financiers et les comptables sont au cœur des politiques sanitaires depuis la révolution conservatrice des années 1980 ? Une société pandémique moderne, c'est aussi hélas une gestion des hôpitaux par les nombres – les nombres-tueurs.

Le savant face à la post-vérité de certains leaders politiques

En dehors de la France et de la Belgique, où une sorte de connivence stratégique de nature politique s'est construite entre le monde des savants et le monde politique, le rapport entre le savant et le politique s'est décliné sur un autre modèle aux États-Unis, au Brésil et en Hongrie. Dans ces pays, les leaders (Donald

Trump, Jair Bolsonaro et Viktor Orban) ont mis à rude épreuve la vérité scientifique et ont largement contesté la réalité du Covid-19, refusant de porter le masque en public et de confiner leurs populations. Trump a notamment suscité l'inquiétude de ses conseillers scientifiques en refusant catégoriquement de mettre un masque et en proposant publiquement d'« injecter dans le corps » des malades un désinfectant afin de laver leurs organismes, leurs poumons ! Il a aussi soutenu, mordicus, que le virus disparaîtrait très rapidement dès l'avènement du bon temps et a déclaré qu'il prenait de la chloroquine chaque matin pour sa santé. Une façon de dire à la population américaine de suivre son exemple. D'autres leaders, tels Boris Johnson et Jair Bolsonaro, qui se sont montrés téméraires face au virus, ont été personnellement touchés et ont failli y laisser leur peau. Il est aujourd'hui évident, lorsque l'on tient compte de l'hécatombe aux États-Unis et au Brésil, que les leaders politiques adeptes de la post-vérité sont responsables des milliers de morts. La post-vérité a entraîné une sorte d'euthanasie passive aux États-Unis et au Brésil.

Le confinement tardif – motivé par diverses raisons comme préserver l'économie ou contester la véracité de la maladie et l'efficacité du port du masque – n'a pas favorisé une prise en charge efficiente et efficace de la pandémie aux États-Unis et au Brésil. Dans un monde où circule une information abondante grâce aux nouvelles technologies de l'information et de la communication, sur une planète où les leaders politiques populistes sont aussi des adeptes des *fake news*, le savant est confronté au fait que le monde de la post-vérité qui en découle décrédibilise la vérité scientifique et crédibilise plutôt les théories du complot et les discours populistes. La post-vérité est ainsi capable de soutenir que la pandémie de Covid-19 est une vue d'esprit et de nier les centaines de milliers de morts de cette pandémie car une chose qui n'existe pas ne peut tuer personne !

C'est cette cohérence interne entre la négation d'une réalité et la négation des effets réels de cette réalité (puisqu'elle n'existe pas) qui fait l'extrême dangerosité de la post-vérité ; car elle détruit les limites entre l'irréel et le réel, le vrai et le faux, le tangible, l'intangible puis le savant et le populaire. En contestant fortement le discours scientifique certains politiques utilisent, pour des fins électoralistes, l'opposition peuple *versus* élite pour dresser les populations contre le discours scientifique et les scientifiques.

Les bases scientifico-politiques du déconfinement

Les travaux d'Alain Desrosières sont ici d'un très grand apport pour illustrer le rapport entre le savant et le politique dans la décision de déconfiner par étapes. Dans son ouvrage *La politique des grands nombres : histoire de la raison statistique*[43], cet auteur démontre que la statistique est la science de l'État et de sa construction. L'État doit compter, recenser, classer, distribuer, archiver, contrôler et surveiller dans plusieurs domaines relevant de sa compétence. La raison statistique a donc la double caractéristique d'être à la fois scientifique (loi des grands nombres par exemple) et politique parce qu'étymologiquement science de l'État.

S'agissant du déconfinement, le lien entre science et politique a été très étroit car le savant venait expliquer à la télévision les évolutions du tableau de bord statistique à travers lequel les politiques projetaient le début du déconfinement et son

---

[43] Desrosières, A. (1993), *La politique des grands nombres. Histoire de la raison statistique*, Paris, La Découverte.

ordonnancement. Le nombre officiel d'infectés, le nombre de lits occupés dans les hôpitaux, le nombre de personnes en réanimation, le nombre de morts et le nombre de personnes contaminées à la suite d'une personne infectée ont été des statistiques centrales pour étudier l'évolution de la courbe de la pandémie. Le confinement restait ainsi une mesure drastique nécessaire pour les politiques tant que, d'après le savant, ces statistiques pandémiques étaient en hausse. Il fallait attendre que la courbe atteigne un point d'inflexion, forme un plateau stabilisé et amorce sa phase descendante. Cette phase descendante confirmée était, suivant le scientifique, la preuve que le pic de la pandémie était derrière nous et qu'on pouvait désormais contrôler le virus par un phasage du déconfinement aidé d'une cartographie permettant de détecter les grands foyers de la pandémie afin de discriminer la mobilité.

Cette politique scientifique du déconfinement a été pratiquée par les pays qui n'avaient pas testé massivement dès le départ et n'avaient pas imposé le port du masque. En d'autres termes, ce que la France et la Belgique ont fait en aval pour sortir du confinement a été fait en amont par le Japon, l'Allemagne, la Corée du Sud et Hong Kong pour ne pas confiner drastiquement. Les uns ont testé pour connaître, maîtriser et contrôler une chose inconnue quand d'autres ont adopté la méthode carcérale pour tous parce que sans tests ni masques pour tous. Ainsi, quoique scientifiquement éclairés en vue d'un « bon » ordonnancement politique, le confinement et le déconfinement sont les résultats d'une absence de méthode scientifique en amont. Celle-ci consiste à tester massivement pour avoir des informations sur un mal qu'on ne connaît pas et à exiger le port du masque pour appliquer un principe de précaution face à une menace dont on ignore encore tout.

Le scientifique entre le politique et le social

Il faut reconnaître que l'Afrique subsaharienne a été relativement peu impactée par la pandémie de Covid-19. Plusieurs raisons ont été avancées par les scientifiques : l'extrême jeunesse de la population africaine et l'usage abondant de la chloroquine pour lutter contre le paludisme endémique auraient, au même titre que l'insalubrité de nombreux bidonvilles, permis aux populations africaines d'avoir un avantage comparatif immunitaire par rapport aux populations occidentales fortement âgées, et vivant dans des environnements aseptisés qui affaiblissent leur système immunitaire par rapport au moindre virus. Il ne faut pas oublier que les responsables politiques africains, par mimétisme ou par anticipation du désastre prédit par l'OMS, ont confiné très vite, parfois avec zéro cas de Covid-19 au compteur.

Ce confinement a toutefois été difficile à mettre en place et à vivre pour les raisons déjà signalées. Ce qui nous semble important de souligner à ce stade est que le déconfinement en Afrique subsaharienne n'a pas été seulement aussi rapide que le confinement, mais aussi contraint par le politique et le social sans tenir compte des données statistiques encore en hausse. Pourquoi ? Le cas africain montre qu'il existe des conditions sociales, économiques, spirituelles, anthropologiques et politiques du confinement et du déconfinement. Dans une société holiste où une économie populaire occupe la majeure partie d'une population vivant de ce qu'elle gagne au jour le jour dans des bidonvilles sans eaux et insalubres où elle soulage sa souffrance dans la piété populaire, les conditions sociales, spirituelles, spatiales et anthropologiques du confinement et du déconfinement ne sont pas remplies. C'est donc la décision politique prise à partir de la pression sociale d'un peuple qui commençait à manquer de quoi vivre qui l'a emporté sur le discours du savant. Même si les chiffres des contaminations étaient encore en hausse dans plusieurs pays africains, la peur des émeutes de la faim et de la grogne populaire qui commençait à monter des bidonvilles l'ont emporté sur le discours du savant basé sur des chiffres encore en tendance haussière. Le fait que la situation ne se soit pas totalement dégradée peut laisser supposer qu'un certain niveau de contamination a favorisé une immunité collective dans de grands pays africains. En Afrique, c'est la vérité sociale et sociétale qui a décidé le politique et le scientifique et non le contraire.

Le savant et le savoir au prisme des sondages d'opinion

Le politique, c'est aussi les sondages et les enquêtes d'opinion pour avoir les avis des citoyens sur tel ou tel phénomène dans la société. Les hommes politiques utilisent même de plus en plus des tests expérimentaux pour construire leurs programmes politiques et libeller leurs effets d'annonces. Ces tests expérimentaux à destination des politiques consistent à choisir un échantillon représentatif de l'électorat ciblé, à installer cet échantillon représentatif dans une salle et à observer les réactions des uns et des autres à l'annonce de certaines propositions politiques. Ces réactions sont par la suite étudiées par des psychologues, des statisticiens et autres experts du bureau politique afin de mieux calibrer l'offre politique par rapport à l'électorat.

En France, la préoccupation de connaître l'opinion de la société sur le professeur Raoult, une des grandes figures de la problématique Covid-19 en France, a donné lieu à des enquêtes d'opinion qui visaient à identifier ce que les Français pensaient de lui et, encore plus curieux, à demander à l'homme de la rue si l'hydroxycloroquine soignait ou pas les malades de Covid-19.

Concernant la première préoccupation les résultats obtenus par LCI le 26 mai 2020 se présentent ainsi :

« Que l'on chante ses louanges ou qu'on le conspue, Didier Raoult est un chercheur qui laisse peu de monde indifférent. L'infectiologue de l'IHU Méditerranée Infection de Marseille, apôtre controversé de l'hydroxychloroquine dans le traitement des patients contaminés par le Covid-19, divise profondément les Français, selon notre sondage Harris Interactive publié avant l'interview exclusive de l'intéressé, sur LCI, ce mardi à partir de 18 heures. D'après ce sondage, 45 % des Français indiquent avoir "une bonne opinion" du professeur Raoult, contre 35 % qui disent au contraire avoir une mauvaise opinion du scientifique. À noter toutefois : 20 % des personnes interrogées indiquent ne pas le connaître, en dépit de l'hypermédiatisation de cette personnalité et de ses prises de position sur la gestion de la pandémie en France. »

Puisqu'une opinion publique bonne ou mauvaise par rapport au savant n'a aucune valeur scientifique ni sur ses travaux ni sur ses compétences, de telles enquêtes d'opinion ne semblent avoir pour seules fins que des objectifs qui visent à savoir comment le politique peut se comporter par rapport au professeur Raoult en tenant compte de ses propres intérêts électoraux. Le savant, le politique et le populaire se trouvent ainsi corrélés. Cependant, si ce qui est populaire est une ressource politique utile parce qu'en corrélation positive avec des votes positifs en faveur du populaire, ce qui est populaire n'a au contraire aucune valeur dans le fondement scientifique d'une recherche et encore moins sur la renommée scientifique du savant.

Cette dérive dans l'invocation du peuple pour juger de la vérité scientifique alors que la science est régie par la vérité et non par l'opinion publique a connu son apothéose lorsqu'on a demandé aux Français si l'hydroxycloroquine soignait les malades de Covid-19. L'enquête publiée le 5 avril 2020 par *Le Parisien* a montré que 59 % des Français ont répondu oui, 20 % non et seulement 21 % je ne sais pas. L'enquête ne prend en compte ni les conditions dans lesquelles le professeur Raoult affirme que l'hydroxycloroquine est efficace contre le virus, ni les doses prescrites à cet effet, et encore moins le fait que l'hydroxycloroquine est associée à d'autres médicaments dans ce que propose le professeur Raoult. Non seulement on demande à l'« homme de la rue » de servir d'instance de validation des traitements et des médicaments à la place des protocoles prévus à cet effet, mais aussi, en posant cette question, on fait une erreur en demandant implicitement aux populations si elles veulent être soignées au moment où il n'y a pas de traitement ad hoc contre le Covid-19. En répondant « oui » à 59 %, les Français signifient tout simplement qu'ils veulent avoir droit au traitement qui semble être le seul à pouvoir sauver leur vie. Les 45 % d'opinions favorables pour le professeur Raoult indiquent la même volonté de demander des soins à une élite scientifique et politique qui ne propose rien contrairement au professeur Raoult qui dit pouvoir sauver des vies avec l'hydroxycloroquine. Les populations votent donc favorablement pour ce qui peut être positif pour leur santé, même si elles ne savent rien sur les aspects scientifiques des questions posées. C'est moins les réponses qui sont absurdes que les questions posées !

Cacophonie en haut lieu scientifique : le savant, le politique et la publication scientifique

L'absence d'unanimité dans le champ scientifique est plus la règle que l'exception. Il est même possible d'affirmer qu'il n'y a rien de plus propre au monde de la science que des analyses contradictoires et des controverses qui donnent leur dynamique à la science, dont l'histoire est aussi celle des oppositions et des filiations entre savants. La société pandémique moderne n'a pas échappé à l'image d'un champ scientifique se présentant en rangs dispersés. La situation s'est même aggravée car la crise sanitaire a mis en lumière une éthique de responsabilité différente selon que le savant ou le scientifique était indépendant de l'État, conseiller du prince ou financé par l'industrie pharmaceutique. L'introduction en France de la chloroquine dans la liste des médicaments toxiques, alors que ledit médicament s'obtenait sans ordonnance pendant près de 50 ans, a fait couler beaucoup d'encre. La même chloroquine est chaque jour encore utilisée en Afrique contre le paludisme.

Si ce médicament est toxique, pourquoi l'OMS ne l'interdit-elle pas sur toute l'étendue de la planète ? Pourquoi les Chinois l'utilisent-ils dans le traitement contre le Covid-19 ?

Pourquoi a-t-elle été réautorisée dans le cocktail proposé par le professeur Raoult pour traiter dès les premiers jours de l'infection ?

Pourquoi est-elle à nouveau interdite suite à une étude du *Lancet*, illustre revue scientifique mondialement connue, mettant en doute son efficacité dans le traitement du Covid-19 ?

Et pourquoi n'est-elle pas réautorisée lorsque ladite étude scientifique est retirée de la publication du *Lancet* après que plusieurs scientifiques aient abondamment critiqué sa fiabilité et que les auteurs de l'article aient été incapables de prouver la véracité et d'indiquer les sources de leurs données ?

Comment une revue d'une telle renommée scientifique peut-elle publier un article basé sur des données fabriquées artificiellement par une entreprise privée spécialisée dans le *big data* ?

Répondre à ces multiples questions nécessite de déplier les liens entre business, sciences, politique, carrières scientifiques, marché de la santé, carrières politiques et industrie pharmaceutique. Les rapports contemporains entre le savant et le politique tendent ainsi à devenir un vrai labyrinthe dont on ne sort pas facilement et qui, paradoxalement, peut aussi servir favorablement le populisme, les théories du complot et la post-vérité.

Penser le monde de demain en pleine crise : un risque méthodologique ?

Nous avons jusqu'ici esquissé plusieurs idées sur le monde post-confinement. Nous l'avons fait à partir d'une crise profonde, une situation anormale. Travailler ainsi revêt un grand avantage. Celui de pouvoir observer le monde en crise, de détecter les causes de ladite crise et, surtout, d'isoler/d'identifier la partie du monde et les acteurs qui permettent à la vie de continuer dans des conditions peu habituelles. Les banques, les banquiers, les actuaires, les experts, les spéculateurs, les traders, les footballeurs, les basketteurs, les tennismen, les marchés financiers et bien d'autres ont servi de groupes témoins. Certains groupes d'acteurs et d'activités, nous l'avons vu, ne sont pas absolument vitaux ou indispensables à la continuité de la vie. Certains de ceux-ci se sont débranchés eux-mêmes parce qu'incompétents et inutiles dans des circonstances où seuls les besogneux (infirmiers, aides-soignants, médecins, chauffeurs-livreurs, éboueurs, caissières, facteurs...) ont porté le monde à bout de bras. Seuls ceux qui prennent soin des autres, de la vie et du monde en général sont restés actifs, contrairement à ceux qui utilisent le monde, les sociétés et les autres pour leurs intérêts. Une fois leur tremplin mal en point, ils ont disparu de la circulation comme le ferait une plante épiphyte à la mort de l'arbre qu'elle parasite et qui lui sert de terreau favorable.

Cet épisode de pandémie et de confinement – un temps anormal parce que contracté et de crise – nous apparaît, épistémologiquement, porteur pour plusieurs raisons. Il met en lumière tant les acteurs et les métiers dont dépend la vie minimale des êtres humains sur terre lorsque leur existence est menacée que ceux qui ne servent à rien dans de telles situations. Il met aussi en exergue à la fois la faible valeur rémunératrice que nos sociétés capitalistes modernes réservent aux besogneux et la haute valeur rémunératrice qu'elles attribuent à ceux qui font fructifier l'argent et les patrimoines privés lorsque la société va bien. « Le monde en guerre contre le virus », si on utilise cette image belliqueuse, a vu qui était prêt à aller au « front » et qui se tournait les pouces en attendant l'issue des « affrontements ». La société pandémique moderne rehausse la visibilité du superflu et des injustices qui font le lit de la société capitaliste moderne.

Dès lors, si on se base sur la théorie du capital humain qui stipule que les salaires des travailleurs se fixent en fonction de leurs compétences, sachant que ces compétences se révèlent d'autant plus grandes que les conditions de travail rendent le travail complexe et difficile, alors la rémunération des aides-soignants, des infirmiers, des médecins, des facteurs, des caissières, des éboueurs, des ambulanciers et des chauffeurs-livreurs devrait atteindre celle des grands patrons des entreprises capitalistes cotées en bourse. Elle devrait même être supérieure car les services essentiels bénéficient d'un bonus moral (le soin et le sauvetage des vies) que n'ont pas les grands patrons qui bénéficient très souvent d'un parachute doré après avoir fait faillite et mis des millions de travailleurs au chômage.

Réfléchir au monde pendant le confinement est donc aussi un temps méthodologique avantageux au sens où il permet de mesurer la vacuité de plusieurs théories qui peuplent nos ouvrages universitaires et guident la marche du monde depuis la révolution conservatrice des années 1980. Dans le cas d'espèce, examiner la théorie du capital humain montre que son argumentation ne tient pas bien longtemps face à la critique du postulat suivant lequel le salaire est fonction des compétences du travailleur, elles-mêmes fonction des difficultés d'un travail lui-même plus coûteux parce qu'il est rare et utile à la société. En quoi un trader est-il plus utile à la société qu'un instituteur ?

Le confinement n'est cependant pas qu'une opportunité méthodologique pour penser un monde différent. Il est aussi un risque méthodologique lorsqu'on pense le monde à partir du temps de crise qu'il caractérise. Peut-on penser le normal à partir de l'anormal ? Si oui, comme nous venons de l'esquisser, une autre question vient immédiatement à l'esprit : qu'est-ce que le normal et qu'est-ce que l'anormal ?

Nous nous rendons compte, à ce niveau d'interrogation, de l'importance d'un contrat social capable de fixer au sein d'une société ce qui est normal et, à partir de là, de concevoir ce qui est anormal afin de le discriminer. Ainsi, si le trader et l'actuaire perçoivent un salaire plusieurs fois supérieur à celui de l'instituteur et de l'infirmière, alors ce que l'individu que nous sommes pense anormal dans sa réflexion de confiné semble désormais normal pour le contrat social des sociétés capitalistes modernes où cette question ne se pose même plus en temps normal. Preuve que le capitalisme n'est pas la destruction de la société et du contrat social. Il est un système économique qui génère une forme particulière de société parce que capable d'accepter un contrat social où le trader qui fait des arbitrages entre placements rémunérateurs pour augmenter le capital est jugé plus important que l'instituteur qui forme nos enfants ou l'infirmière qui nous soigne. Le risque méthodologique que nous courons en imaginant « le meilleur des mondes possibles » en confinement est que ce que nous dessinons à travers nos critiques et analyses se révèle complètement anormal dans un contrat social capitaliste moderne où l'état du monde que nous remettons en cause est déjà tacitement accepté et normalisé. L'avantage épistémologique du temps de crise est, dans ce cas, de montrer combien le contrat social d'une société capitaliste moderne est aliéné par une accumulation du capital qui détermine ce qui a de la valeur et combien cela doit être rémunéré.

Outre cela, penser le monde suivant ce que révèle et qui révèle la crise est-il méthodologiquement viable ?

Si la crise amplifie les problèmes déjà là, n'amplifie-t-elle pas aussi, une fois sortis de la crise, les solutions tirées des analyses établies en situation de crise ?

Comment prenons-nous en compte les espaces-temps multiples et longs contractés par la crise ? Comment prenons-nous en compte les jeux d'acteurs complexes qui ont accouché du monde capitaliste actuel ?

Le confinement peut-il les déconstruire en accéléré afin que le monde rêvé soit possible ?

Ne sommes-nous pas dans un ultra-constructivisme où faire et défaire le monde serait deux entreprises symétriques et tout aussi faciles l'une que l'autre ?

Il nous semble que la crise générée par le coronavirus fait de la société pandémique moderne quelque chose qui nous permet de voir ce qui ne va pas, mais ne peut, dans un temps ramassé et dans un espace suffoquant, proposer sereinement des réformes valables. Une fois que le temps et l'espace se déplient et que la société capitaliste moderne retrouve son métabolisme quotidien – où elle semble dans son élément tant que l'accumulation du capital reste son ressort souterrain le plus solide –, les conclusions tirées d'un temps de crise risquent de peser d'un poids négligeable.

Confinements et déconfinements

Confinements et déconfinements doivent se conjuguer au pluriel malgré l'hypothèse sous-jacente de leur uniformité entre classes sociales, entre mondes, entre pays et continents. Les moyens à notre disposition, les styles de vie, la culture et les valeurs dominantes ont largement influencé le confinement et le déconfinement. L'Afrique, l'Inde et certains pays encore en dehors de la sécularisation interne et externe ont connu un confinement musclé, décapant. Il a fallu des expéditions punitives des forces de l'ordre dans les mosquées, églises et salles de prière pour, à coups de matraque, obliger les populations à renoncer au rituel de la prière collective et de l'adoration. Renoncement d'autant plus difficile que la foi en Dieu ne juge pas le Covid-19 capable de faire ce que Dieu n'aurait pas décidé. Qu'est-ce qui sécurise mieux que le sacré qui, avant la sécularisation interne et externe, se mettait entre la société et les précipices ?

Il y a aussi des déconfinements qui ont eu lieu en plein confinement. C'est le cas de la violence conjugale, de la consommation d'alcool, du renoncement de plusieurs femmes à mettre le soutien-gorge et l'usage intempestif des écrans par les enfants qui ont explosé pendant le confinement. Les informations des journaux télévisés en témoignent.

Et les arbres alors ? Que peuvent-ils nous appendre du confinement et du déconfinement ?

Les arbres sont peut-être l'antithèse radicale de l'Homme par rapport au confinement et au déconfinement. En Occident, ils se déshabillent en hiver en perdant leurs feuilles lorsque les Hommes se couvrent de plusieurs couches d'habits. Ils se rhabillent en été en retrouvant leurs feuilles alors que les Hommes se déshabillent pour profiter du beau temps et bronzer. « Nous n'en pouvions plus du confinement » est la phrase la plus récurrente que lâchaient hommes et femmes dès l'annonce des premières mesures de déconfinement. Preuve était ainsi faite que vivre cloîtré entre quatre murs s'est révélé insupportable pour l'espèce humaine pendant deux à trois mois. Nous n'en pouvions plus, il fallait que cela cesse, que ce calvaire s'arrête. Nous avons ainsi expérimenté la réalité suivant laquelle l'Homme est un animal naturellement migrateur. Nous avons vécu en accéléré ce que les migrants ou des sans-papiers vivent pendant plusieurs années. C'est là que les arbres nous font la leçon. Un arbre pousse à un endroit et y reste planté pendant toute sa vie. Il y trouve tout ce dont il a besoin et affronte tous les dangers sans se déplacer d'un iota sauf quand il faut se plier d'un côté vers un autre pour ne pas se briser face à un vent violent. Les arbres ont juste besoin de terre, d'eau et de lumière, dirions-nous, pour signifier la supériorité de l'Homme sur eux.

L'Homme, animal symbolique d'après le philosophe de la culture Ernst Cassirer, a besoin de plus pour devenir un Homme. Il a besoin de mythe, de langues, d'art, de littérature et de religion. C'est ce déplacement symbolique et cognitif qui doit faire de nous des humains si nous ne voulons juste être des arbres qui deviennent arbres sans avoir besoin de se déplacer. Le déconfinement, si le confinement a servi à quelque chose, devrait être un déplacement. Un mouvement qui fait de nous des humains capables, après un drame collectif qui nous aurait permis de découvrir le visage de l'autre en nous-mêmes, d'œuvrer pour la continuité de la vie. Un grand paradoxe après les premières heures de confinement a été pour nous de constater des files devant des magasins de prêt-à-porter. Les hommes et les femmes en Occident sont restés de pauvres capitalistes attristés du confinement uniquement par le fait que celui-ci les empêchait de consommer massivement. Avoir été confinés puis déconfinés aura eu sur ces hommes et ces femmes l'effet d'un changement égal à zéro. Ces hommes et ces femmes sont restés confinés dans le monde capitaliste. Ils sont restés étrangers à l'idée de changer de monde ; ils ont renoncé à cette responsabilité-là ou ne l'ont jamais endossée.

De la responsabilité, il en est abondamment question en société pandémique moderne. S'agissant par exemple des mesures concernant l'école et la reprise des cours, les gouvernements, au plus fort de la crise, les ont cautionnées sans vraiment les autoriser car ils se sont déresponsabilisés en demandant aux parents et aux familles de juger de l'opportunité et du risque qu'il y avait à envoyer ses enfants à l'école ou non. C'était donc aux familles et aux parents de prendre leur responsabilité, liberté qu'ils n'ont jamais eue pour se faire vacciner ou non. Au niveau communal, les maires et bourgmestres ont fait signer des engagements aux directeurs d'écoles qui, eux-mêmes, ont fait signer des documents aux parents. Chaque fois, les différents acteurs se déchargent ainsi de la responsabilité, du niveau étatique au niveau individuel. C'est la logique individualiste de l'État néolibéral qui rattrape de cette manière le déconfinement dont personne n'est responsable si ce n'est chaque individu responsable de lui-même et chaque famille responsable d'elle-même.

La société néolibérale d'avant le confinement est donc exactement la même que la société néolibérale après le confinement, une société de *particules élémentaires,* titre d'un célèbre roman de

Michel Houellebecq[44]. Société d'atomes sans force d'attraction, que le confinement a essayé de mobiliser contre le Covid-19 et que l'économie numérique et digitale a mis artificiellement en liaison à travers les plateformes de travail, de réunion et de dialogue numérique. Ce monde sans État, sans relations sociales en face à face, ce monde où tout sera une affaire d'algorithmes qui diminueront les coûts du travail par réduction de postes, réduction des coûts de mobilité qu'entraîne le service à domicile, réduction des coûts des entreprises par le travail à distance, est celui dont rêvent Facebook, Amazon, Google ou Microsoft. Un monde qui sera normé et validé par ces multinationales digitales dont les bénéfices ont été faramineux pendant un confinement où le numérique et son usage ont atteint le zénith.

Ce sont aussi ces multinationales qui gèrent les conditions de possibilité du déconfinement. Nous sommes déjà dans un monde numérisé géré par quelques acteurs américains leaders des nouvelles technologies. En effet, le numérique est au cœur de la dimension statistique du déconfinement, axée sur l'usage de la loi des grands nombres. On amorce le déconfinement lorsque le nombre d'infections baisse, lorsque le nombre de lits occupés décroît et lorsque la courbe des décès amorce sa pente descendante après avoir dépassé son pic. Le numérique est au centre de la dimension cartographique du déconfinement. Il permet de localiser les grands foyers d'infection au Covid-19 afin d'organiser en conséquence la mobilité des populations. Le traçage, autre dimension du déconfinement, est aussi impossible sans les téléphones portables et la foule d'informations qu'ils récoltent et stockent sur les populations.

---

[44] Houellebecq, M. (1998), *Les particules élémentaires*, Paris, Flammarion.

Ce suivi numérique des possibles contaminés, qui consiste en une géolocalisation des nouveaux « pestiférés » des temps modernes, sans respect de la vie privée, est autorisé par la lutte contre le Covid-19 sans qu'une seule fois ait été demandé au préalable leur avis. L'État néolibéral, encore une fois, n'est pas un État sans pouvoir. Avec les moyens numériques mis à sa disposition, il a plus de pouvoir de régulation et de surveillance que l'État keynésien interventionniste des Trente glorieuses. La différence fondamentale est que son pouvoir ne se met en branle que pour sortir l'économie néolibérale de la crise. C'est un secret de polichinelle que de mettre en lumière le fait que les groupes de pression économiques ont pesé de tout leur poids pour la sortie du confinement. Qui plus est, la décision de tracer les populations pour éviter les rebonds de l'épidémie présente cette opération liberticide comme une opération créatrice de deux mille emplois de traceurs en Belgique. En d'autres termes, surveiller les autres et se surveiller soi-même est une activité créatrice d'emplois qui, eux-mêmes, soutiennent une demande nécessaire à la sortie d'une crise de la demande induite par le Covid-19.

La société pandémique moderne est donc une société qui fait de sa propre surveillance une source d'emplois et un moyen de lutte contre la crise économique, étant donné que la pandémie génère des emplois nécessaires à la société disciplinaire. C'est une société à laquelle l'État néolibéral dit : *pour te soigner il te faut renoncer à ta vie privée*. Tel est le nouvel apprentissage que propose la version néolibérale de la démocratie, où les citoyens se découvrent (encore) plus surveillés par le numérique et plus dominés par les objectifs économiques qui transforment la « liberté de » en pouvoir d'acheter et de vendre. Cet apprentissage s'impose aussi dans la dimension spatiale du déconfinement qui implique un nouveau marquage de l'espace via divers types de signalisation.

Les écoles qui rouvrent leurs portes doivent redessiner leurs cours, leurs classes et leurs zones de jeu pour respecter le *social distancing*. De manière similaire, les espaces publics, les routes, gares, aéroports, commerces, voient apparaître de nouveaux panneaux de signalisation. Une nouvelle iconographie restructure désormais ces espaces de libre mobilité afin que le déconfinement continue sous forme de confinement en version *light*. Autant de nouveautés qui transforment les sociétés européennes en sociétés d'apprentissage qui ne sont pas sans évoquer parfois un retour à l'enfance. Ces transformations gagnent aussi l'Europe et son projet de libre circulation des biens et des services entre pays européens. Schengen, en plein déconfinement, reste une vue de l'esprit car de nombreux pays européens gardent leurs frontières fermées, imposant éventuellement un passeport sanitaire autorisant l'entrée.

« Entrée », le mot est lâché : confinement et déconfinement fonctionnent un peu comme un mécanisme d'entrée/sortie. Ce qu'on peut noter, c'est que la société se retrouve à la sortie comme à l'entrée. Ce sont les mêmes personnes qui prennent le métro, les mêmes personnes qui restent dans les bidonvilles, les mêmes qui déconfinent plus vite que les autres. Et ce sont les mêmes qui n'iront pas en vacances : les pauvres. Preuve que notre monde n'est pas aussi démocratique qu'on le croit car, majoritaires, les pauvres devraient se demander chaque année quel sort ils réservent aux riches.

Au niveau interétatique, les riches sont aussi toujours les mêmes, ceux qui en plein déconfinement se livrent une nouvelle guerre froide dans les recherches de vaccins et les effets d'annonce qui les accompagnent. Puisque le monde se déconfine et sort de la pandémie, le but est pour eux d'être les premiers à découvrir le vaccin contre le Covid-19 et donc de tirer profit des dividendes politiques, géopolitiques et économiques que cette position donnera au découvreur du vaccin. Paradoxe, ces pays riches parlent de crise économique drastique, ces pays riches refusent d'annuler la dette des pays pauvres, alors que ces mêmes pays riches ont trouvé des milliards de dollars pour financer la recherche du vaccin, pour financer leur gloire et renforcer leur pouvoir de domination. Ce comportement égoïste est d'autant plus surprenant qu'il provient de grandes démocraties. La démocratie tuerait-elle l'idée de solidarité ? Les solidarités organiques à la Durkheim sonneraient-elles la fin des solidarités tout court lorsqu'on se rend compte qu'aucune démocratie n'est venue en aide à une autre et que ce sont les dictatures politiques de pays comme Cuba, la Chine et la Russie qui l'ont fait en pleine crise de Covid-19 ?

« Le meilleur des mondes possibles » : un virus pour sortir des sociétés folles ?

« Moi, je suis fou ! »

C'est la réponse qu'un homme interpellé donna, il y a quelques années, à un agent de la police camerounaise. Celui qui donne cette réponse est habillé de guenilles, c'est un gueux. Il n'a manifestement pas pris de bain depuis plusieurs mois. Sa barbe est abondante et ébouriffée. Sa chevelure, ébouriffée, n'est pas moins prospère. En bandoulière, un sac en matériaux locaux traverse son torse et rappelle le mythique maillot de l'équipe péruvienne de football. Le policier camerounais l'interpelle parce que, quoiqu'en guenilles, l'homme porte une veste authentique de l'armée camerounaise autour des épaules. Pour lui tirer les vers du nez, le policier l'accuse de l'avoir volée tout en affirmant le contraire à travers ses questions. Il lui demande la provenance de cette tenue militaire que seuls les membres de l'armée camerounaise ont le droit de posséder et de vêtir.

« Moi, je suis fou ! » est la réponse imparable que le policier reçoit de cet homme, de cet inconnu, de ce va-nu-pieds de la société camerounaise. Réponse qui fait aussitôt éclater de rire le policier, les passants et crée un attroupement autour des deux hommes. Les badauds, passants et autres désœuvrés ambulants se tordent de rire en entendant quelqu'un avouer sa folie sans vergogne… Au policier maintenant de répliquer en haussant le ton :

« Tu n'es pas fou ! Comment un fou peut-il dire qu'il est fou ? Tu as déjà vu un fou qui dit qu'il est fou ? Donne-moi ta carte d'identité ! Où as-tu pris cette tenue militaire ? »

L'inconnu interpellé ne se dégonfle ni ne se dérobe. Il répète à plusieurs reprises : « Non, non, moi, je suis un fou ! Moi, je suis un fou ! Je te dis que je suis fou ! »

Cette histoire authentique, qui s'est passée dans la ville de Yaoundé, capitale politique du Cameroun, a fait le tour des réseaux sociaux. Le policier, non sans un certain zèle, s'était autorisé une interpellation facile car l'individu qui fit l'objet de l'interpellation n'avait commis aucun délit. Il était juste de passage. Quoi qu'il en soit, le policier fit aussi preuve d'une certaine perspicacité. Du moins, il obéit et se référa au savoir populaire suivant lequel un vrai fou n'accepte jamais qu'il est fou et que le fait, pour l'individu, de le reconnaître est déjà le début de la guérison.

Quant à la réaction de l'inconnu incriminé qui souligna une folie feinte, instrumentale, une échappatoire, elle montre une réalité assez commune : l'invocation de la folie comme moyen de sortir d'un réel qui nous opprime, nous embête. Ici, l'interpellé doit expliquer au policier non seulement la provenance de sa veste militaire, mais aussi présenter sa carte d'identité nationale qu'il ne possède pas. Il n'est manifestement pas fou au sens courant du terme car, sans indiquer la provenance de sa veste militaire et sans carte d'identité nationale, l'homme interpellé sait très bien qu'on ne peut ni interroger, ni incarcérer, ni rendre responsable un fou de quoi que ce soit. Autant cette folie permet à cet homme (tout de même en dehors de la norme) de ne pas être responsable de ce qui lui est reproché autant cette même folie lui permet de vivre à la marge en s'échappant des contraintes et des carences multiformes communes aux postcolonies africaines : chômage massif, manque d'eau potable, d'électricité, de maison, d'argent, de liberté, absence de moyens de vivre décemment.

Le fou ici devient celui qui, pour retrouver sa liberté, se construit un monde parallèle. Un monde à part où il peut ne pas se laver pendant des mois, ne pas se raser la barbe, ne pas se couper les cheveux, s'habiller en guenilles, dormir à la belle étoile, manger en fouillant les poubelles en toute liberté, posséder une veste militaire sans avoir à en expliquer l'origine, ne pas avoir de carte d'identité nationale sur lui. Pourquoi l'État veut-il d'ailleurs identifier cet individu ? Pourquoi cet homme doit-il avoir une carte d'identité nationale alors qu'il n'est personne dans la nation ? Qu'il ne compte pas aux yeux de la société et qu'il est sans visage en tant que citoyen ? Pourquoi, dans cette situation, ne peut-il pas se créer un monde où le nôtre, celui de ceux qui se pensent normaux, n'a plus de prise et d'emprise sur lui ? L'interpellé de Yaoundé n'est-il pas une critique radicale du monde dit normal ? L'incarnation de ce qu'un monde raisonnable donne comme résultat ? N'est-il pas la « gueule cassée » de nos sociétés vues à partir de ceux qu'elles ont exclus, exploités, marginalisés, dominés et mis au rebut ? N'est-il pas le seul Homme libre du Cameroun étant donné que le fou est totalement libre parce sans contraintes environnantes et mémorielles et agissant suivant sa volonté automatique ?

Cela dit, au moment où la société pandémique moderne cherche à sauver le soldat « Anthropocène » via la vaccination, on peut se demander si ce n'est pas la civilisation capitaliste qu'il faut stériliser afin que la terre retrouve son patrimoine immunitaire. Les variants anglais, brésilien, sud-africain, indien et nigérian du Covid-19 ne sont-ils pas des sous-produits du variant capitaliste de l'Homme et de ses rapports aux autres êtres vivants ? Ce « virus fou » dans sa dynamique métastasique n'est-il pas la conséquence d'une civilisation folle ? Une civilisation qui nie ses pathologies ? Une civilisation qui s'attaque aux conséquences pandémiques dont elle constitue pourtant la cause à travers les différentes époques de notre évolution : « Pléistocène », « Holocène »... « Agnotocène », « Anthropocène », « Capitalocène » ?

Lors du deuxième confinement causé par le Covid-19, les psychologues ont reconnu que l'isolement ainsi contraint augmentait considérablement l'anxiété des personnes, provoquant des troubles et de véritables traumas au sein de la société occidentale[45]. Les Européens, contrairement à l'Afrique subsaharienne, ont cependant la chance de pouvoir exprimer et faire entendre de manière démocratique une question salvatrice : *Que deviennent nos libertés fondamentales ?* C'est le début pour eux d'une catharsis thérapeutique qui n'est guère possible dans l'Afrique subsaharienne marquée par le joug colonial, ni dans « l'Afrique néolibérale »[46] confinée dans la vision néolibérale du développement depuis 1980. Comment tirer profit de la critique radicale du néolibéralisme qu'est le Covid-19 si la question qu'on se pose n'est pas *Que deviennent nos libertés fondamentales ?* mais plutôt *Qui suis-je en réalité ?*[47]. C'est la situation de l'Afrique subsaharienne considérée comme un ensemble de sociétés folles depuis sa naissance à la conférence de Berlin en 1884 en remplacement de l'Afrique[48].

---

[45] Julien P. (2020), « Oui, le confinement crée ou augmente l'anxiété », *La Gazette de la Manche*, 12 décembre 2020.

[46] Harisson, G. (2010), *Neoliberal Africa : The Impact of Global Social Engineering*, London, Zedbooks.

[47] Fanon, F. (2002), *Les damnés de la terre*, Paris, La Découverte.

[48] Ki-Zerbo, J. (1976), « Préface », dans H. Bourges et Cl. Wauthier, *Les 50 Afriques*, Paris, Seuil. Et Yves Person d'insister : « Comme l'indique Joseph Ki-Zerbo dans une préface lumineuse, l'État africain actuel reste suspendu dans le vide et ses contradictions ne peuvent être éclairées que par une vision du passé » (*Le Monde diplomatique*, avril 1980).

Les Afriques : des sociétés folles depuis le capitalisme mercantiliste

« L'Anthropocène », concept englobant d'une époque-problème est d'une grande injustice pour les Suds en général et les sociétés africaines en particulier. Cette injustice est un manque de différenciation des rôles et des statuts dans la destruction du système-Terre alors que « l'Anthropocène », au sens de problématique environnementale est, au moins, une dynamique duale où les Hommes et les sociétés dominantes de la civilisation industrielle ne peuvent, via un personnage conceptuel, être mises sur le même pied d'égalité que les sociétés des Suds. Celles-ci ont été abonnées aux rôles subalternes et à la fonction de combustibles depuis la naissance du capitalisme au XVIe siècle.

Ainsi, si l'Anthropocène est l'âge de l'Homme, l'âge industriel, il faut différencier les Hommes, les espaces et les rôles majeurs ou mineurs joués par l'Anthropocène comme désastre environnemental : les pygmées de la forêt équatoriale africaine ne peuvent payer le même prix pour soigner le climat que les familles Chrysler, Dassault, Volkswagen ou Renaud et les pays industriels. Les Afriques ont en général été traitées comme des sociétés folles par la civilisation occidentale, ses chantres et ses opérateurs. Comment cela ?

Le fou est fou parce qu'il n'a plus de mémoire et perd la notion des généalogies : une société folle est donc une société donc on efface la mémoire par la « mission civilisatrice ».

Dans le cas des Afriques, la folie commença par le fait que ses femmes, hommes et enfants occupèrent la place du marginal qu'on capture, qu'on enchaîne, qu'on « exporte » dans la cale des bateaux, qu'on fait travailler comme des bêtes de somme et qu'on peut vendre contre trois pièces pour faire un sou. La « cage virale » dans laquelle l'Occident vit aujourd'hui est un hôtel quatre étoiles par rapport aux cages et chaînes des marchés aux esclaves du XVe au XIXe siècle. L'Afrique, du mercantilisme à la révolution industrielle, disparut et fit place aux Afriques folles : ce sont des « fous » que les « normaux » des sociétés occidentales enchaînèrent jusqu'à la fin du XVIIIe siècle, ainsi que le démontra en 1961 Michel Foucault dans *L'histoire de la folie*[49].

La conférence de Berlin de 1884 a été une étape d'institutionnalisation de la folie des sociétés africaines. Autant le fou est soigné malgré lui parce qu'il ne sait pas qu'il est malade, autant, en son absence, l'Afrique a été divisée, partagée, transformée en zones de libre circulation, de libre-échange, de libre occupation et de libre exploitation par l'esprit de Berlin, considéré à l'époque comme ce qui était bien pour elle. Seuls les fous se font soigner à leur corps défendant et sans tenir compte de leur avis, car seuls « les médecins » (les puissances coloniales) savaient ce qui était bon pour un malade qui s'ignore (l'Afrique précoloniale). Les Afriques folles sont donc les Afriques produites par la balkanisation marchande de l'esprit de Berlin et gérées ensuite de façon privative par le complexe colonial, stade de routinisation et de systématisation de leur folie via une machine coloniale, autre nom de l'apartheid politique, économique, social et racial entre les *normaux-savants* (colons blancs, ville occidentale, marché blanc, administrations coloniales, institutions coloniales, Église, compagnies à chartes…) et les *fous-ignorants* (indigènes, nègres, quartiers nègres, marchés nègres, travaux forcés…).

Qui suis-je en réalité ? : question à laquelle ne peuvent répondre de façon satisfaisante les Africains sous la domination coloniale et qui les empêchera ensuite de guérir du traumatisme

---

[49] Foucault, M. (1961), *Histoire de la folie à l'âge classique*, Paris, Gallimard.

psychosomatique du processus colonial. Celui-ci est la mise en place de leur négation et de leur remplacement par un autre monde où, en tant que natures indociles à mâter – comme on assèche des marécages – par des travaux forcés, la schizophrénie devient à la fois leur état normal et leur bouée de sauvetage face aux psychoses réactionnelles en situation d'extrême violence[50].

L'État colonial, armature institutionnelle et technologie de pouvoir sans partage de la puissance coloniale sur les Afriques, a, comme ce fut le cas jusqu'au XVIIIe siècle au sujet des fous en Occident, passé son temps moins à écouter les populations africaines qu'à les classer, les catégoriser, les compter, les contingenter, les surveiller et les punir : les sociétés folles sont moins à écouter qu'à réguler parce que la folie ne s'écoute pas, elle se traite. C'est avec le renforcement du droit des peuples à disposer d'eux-mêmes et le surgissement de la psychanalyse avec Freud que la parole des sociétés folles commencera à être prise en considération tout comme celle du fou en Occident. Mais les « fous nègres » qui crurent que le moment de les écouter était arrivé et qu'ils pouvaient enfin répondre avec pertinence à la question « *Qui sommes-nous vraiment ?* » furent très vite réduits au silence des cimetières par les intérêts industrialo-capitalistes et géopolitiques de la guerre froide.

Le cas de Patrice Lumumba au Congo et de Um Nyobè au Cameroun sont emblématiques : ils ont tous deux été éliminés physiquement au motif d'une pollution des intérêts des puissances coloniales par une parole publique folle parce qu'hystérique et incendiaire dans la revendication d'une liberté susceptible d'entraîner la mutation de la colonie en un lieu d'autonomie des subalternes. Les « fous nègres » devaient donc

[50] Fanon, F. (2002) *Les damnés de la terre, op. cit.*

encore attendre que leur parole comptât même si celle du « fou blanc » était désormais partie prenante de la pharmacie du psychanalyste et des politiques de santé publique occidentales.

En suivant Arthur Schopenhauer dans *Le monde comme volonté et comme représentation* (1819)[51], la volonté de liberté de Patrice Lumumba au Congo et celle de Um Nyobè au Cameroun les a fait basculer dans la folie, état où la volonté devient indépendante de l'intelligence qui jauge les forces et les intérêts en présence. D'où le lien entre folie et liberté car ces acteurs et les sociétés qu'ils défendirent furent en permanence réprimés socialement puis exécutés psycho-somatiquement et politiquement chaque fois qu'éreintés par un système colonial inhumain et annihilateur, ils décidèrent de prendre leurs décisions sans tenir compte ni de la puissance destructrice des occupants ni de leur propre vulnérabilité de dominés[52]. Ces Africains bantous n'incarnèrent pas seulement l'intuition schopenhauerienne suivant laquelle nous nous raidissons pour refuser d'admettre une réalité possible qui détruit le moi au profit d'une extériorité annihilatrice[53], mais aussi le « fou du village » au sens bantou de ce terme, à savoir celui qui met les pieds dans le plat en disant les choses telles qu'elles sont et non telles que le souhaiterait une prise en compte tant des statuts des uns et des autres que leurs susceptibilités.

---

[51] Schopenhauer, A. (1819), *Die Welt als Wille und Vorstellung* (*Le monde comme volonté et comme représentation*), Leipzig, Brockhaus.

[52] Fanon, F. (2002) *Les damnés de la terre, op. cit.*

[53] Freud, S. (1978), *Malaise dans la civilisation* [1930], 6e éd. trad. Ch. et J. Odier, Paris, PUF.

La raison développementaliste : premier stade du traitement des Afriques folles

Des États africains indépendants construits du haut par les puissances coloniales et les instances internationales furent mis en place en ignorant toutes les réalités et dynamiques des nations africaines précoloniales. Ces États, qualifiés de développeurs, étaient censés soigner les Afriques en les sortant de la pauvreté par leur intégration au monde du développement en remplacement du monde des colonies. Mais, très vite, le bât blesse car répondre sérieusement à la question « *Qui suis-je vraiment ?* » ne pouvait trouver de réponse convaincante à partir d'une raison développementaliste au sein de laquelle l'esprit utilitariste de la conférence de Berlin puis prédateur et civilisateur de l'État colonial restait primordial.

Ainsi, de 1960 à 1980, la raison développementaliste prouva, avec la faillite totale de l'État africain développeur, qu'elle était condescendante contrairement à la raison pure d'Emmanuel Kant ; qu'elle était ethnocide parce qu'opératrice de la civilisation occidentale ; qu'elle était prédatrice de l'environnement parce qu'incapable de vivre sobrement comme l'Afrique ancienne et qu'elle était productrice d'humanités subalternes[54]. Il en résulte *un devenir nègre du monde*[55], dont la dynamique en matière de développement est une « négropolisation » du continent africain transformé en un ensemble d'Afriques devenues des terrains de jeu du FMI, du capitalisme mondialisé, des grandes puissances occidentales, des multinationales pétrolières et bancaires en course vers de plantureux profits au détriment des sociétés

---

[54] Amougou, T. (2020), *Qu'est-ce que la raison développementaliste ? Du fardeau de l'Homme blanc aux négropôles du développement*, Louvain-la-Neuve, Academia.
[55] Mbembe, A. (2013), *Critique de la raison nègre*, Paris, La Découverte.

africaines qui, sans avoir détruit l'environnement autant que ceux qui siègent en première classe du train capitaliste depuis le XVe siècle, subissent de plein fouet les externalités négatives du système-monde dévasté[56]. La raison développementaliste, désormais au cœur de la dynamique des Afriques, n'a pas seulement renforcé leur folie. Elle a aussi donné naissance à une Afrique « alienne »[57], c'est-à-dire fictive et habitée d'*Hommes-aliens* parce que ni africains ni occidentaux.

La thérapie de choc : deuxième strate du traitement des sociétés folles

« Ce n'est pas le doute, c'est la certitude qui rend fou » (Nietzsche). Les années 1980 sont celles où la folie se généralise, où la folie n'est plus seulement incarnée par les Afriques issues de l'esprit de Berlin mais atteint ceux qui incarnent « la Civilisation ». Le « *There is no alternative* » de Margaret Thatcher et *La Fin de l'histoire* de Francis Fukuyama[58] sont en effet les symptômes d'un certain Occident qui ne doute plus de son destin messianique et sombre dans la folie nietzschéenne.

C'est donc cette certitude et cette folie nietzschéenne qui, depuis 1980, font du néolibéralisme une raison économique qui vainc sans avoir raison ni de l'amélioration de la vie des sociétés à travers le monde ni de la santé environnementale[59]. Cette raison du plus fort, devenue la meilleure, n'est pas celle de la fable de Jean de la Fontaine mais bien la réalité d'un monde où, au nom du bien

[56] Amougou, T. (2020), *Qu'est-ce que la raison développementaliste ?, op. cit.*

[57] Nous construisons cet adjectif avec le mot « alien » issu de l'univers cinématographie et extraterrestre.

[58] Fukuyama, F. (1992), *La Fin de l'histoire et le Dernier Homme*, trad. D.-A. Canal, Paris, Flammarion.

[59] Kane, C. H. (1961), *L'aventure ambiguë*, Paris, Julliard.

des Hommes – dont seul le néolibéralisme a le monopole de la réalisation –, on aboutit au résultat détonnant que résume la formule suivante : démocratie du vendre et de l'acheter = liberté fondamentale = marché = ressources pour sauver la planète du réchauffement climatique = bien-être des sociétés et des individus.

Dorénavant convaincue d'avoir atteint le terminus du rôle de *La raison dans l'histoire*[60], la civilisation anthropocène et sa lecture industrialo-capitaliste et extractiviste du monde ont opté pour une thérapie de choc pour sortir les Suds et les Afriques des basses pressions du développement. Les sociétés folles ne vont plus être ménagées. Elles vont connaître une cure radicale dont la douleur sociale du traitement n'a d'égal que sa promesse de hausser la croissance économique : des programmes d'ajustement structurel (PAS) ont été mis au point, dont le but, depuis 1980, n'est pas seulement de remplacer l'État-développeur par le marché-développeur dans le traitement des sociétés folles, mais aussi de réprimer les institutions, les pratiques et les organisations endogènes qui, depuis la conférence de Berlin, n'ont cessé d'être indociles pour perpétuer la reproduction durable de l'Afrique sur le plan économique, financier, politique, culturel et spirituel. Autant de déviances considérées comme dangereuses dans une mondialisation capitaliste qui perpétue la dynamique coloniale. Les PAS ne sont pas seulement des mécanismes de rétablissement de grands équilibres macroéconomiques. Ils sont aussi des instruments de redressement culturel et imaginaire des sociétés africaines en vue d'en faire des sociétés à la fois asilaires et carcérales avec le monétarisme, le libre-échange, l'économie de l'offre et la formalisation de l'économie dite informelle.

---

[60] Hegel, G. (2012), *La raison dans l'histoire* [1837], éd. É. Blondel, trad. J.-P. Frick, Paris, Hatier.

Une voie de sortie des sociétés folles exigerait a minima que le système-monde dominant s'aperçoive lui-même de sa propre folie et accepte de s'immuniser contre le capitalisme plus encore que contre le Covid-19. La cause n'est pas gagnée car le conservatisme de la pensée et des acteurs dominants de ce système-monde colonial se manifeste actuellement par une solide offensive contre les études décoloniales, façon de dire que les forts et les puissants refusent toujours la parole aux subalternes au XXIe siècle.

« Can the Subaltern Speak? »[61], demandait dans les années 1980 Gayatri Chakravorty Spivak, théoricienne indienne, critique féministe et spécialiste du postcolonialisme, active dans la création de programmes de formation d'instituteurs et d'écoles dans les régions les plus pauvres du monde. Le sort macabre réservé par la France à la révolution haïtienne de 1791 et à son leader nègre Toussaint-Louverture est une réponse négative à cette question autant que les attaques contemporaines d'une certaine élite intellectuelle française contre les recherches et la pensée décoloniales, postcoloniales et les études du genre. Ce virus de la domination intellectuelle, civilisationnelle et raciale va jusqu'à lancer des enquêtes à l'université, comme si l'université n'était pas elle-même capable de faire un travail scientifique étant donné qu'il n'y a rien de plus scientifique que la contestation des modèles de pensée établis par d'autres modèles de pensée. Ce qui domine est qu'un subalterne qui pense et prend la parole en situation de colonisation mondialiste et assimilationniste est un déviant par rapport au système établi, qu'il est un variant culturel dans la civilisation anthropocène, qu'il doit être redressé ou

---

[61] Spivak, G. C. (1988), « Can the Subaltern Speak? », dans C. Nelson et L. Grossberg (eds) *Marxism and the Interpretation of Culture*, Basingstoke, Macmillan, pp. 271-313. Cf. Spivak, G. C. (2009), *Les subalternes peuvent-elles parler ?*, trad. J. Vidal, Paris, Éditions Amsterdam.

soigné car c'est sans doute un fou ! Tant que le monde est dans cette logique, le Covid-19 restera, pour longtemps encore, le moins dangereux des virus à combattre.

L'Afrique ancienne : une voyante universelle pour le monde à venir ?

Une *Afrique FMIsée* et une *Afrique Banque Mondialisée,* c'est-à-dire produite conjointement par le FMI et la Banque mondiale, bras armés de l'esprit de Washington, versant contemporain de l'esprit de Berlin, est embarquée dans une modernité capitaliste dont ce virus est la critique radicale. Quel est le paradigme de vie qu'offre l'Afrique en partage au monde et comment fait-il sens pour un monde post-Covid-19 ? Les « Afriques folles » et « aliennes » qui en résultent ne font-elles pas de l'Afrique ancienne une voyante universelle, dont la philosophie de vie montre l'envers des vérités euro-centriques consacrées ? Le fou n'est-il pas, d'après Foucault, un voyant ?

Au moment où un certain Occident est dit en décadence[62] et en proie à la phobie d'être phagocyté par des subalternes de l'histoire de la modernité capitaliste, l'Afrique invite le monde dans son bosquet initiatique afin, non seulement de jeter les fondations d'un monde créole et durable, mais aussi de brandir la preuve qu'elle possède le secret de la préservation des mondes perdus que l'Occident redoute de devenir après l'avoir souhaité pour d'autres civilisations à travers « la mission civilisatrice ».

Lorsqu'on examine les caractéristiques qui permettent à une société de se reproduire et de subsister dans le temps et l'espace,

---

[62] Onfray, M. (2017), *Décadence*, Paris, Flammarion.

l'Afrique, continent à l'histoire la plus longue au monde[63], présente un mode de production singulier. Sur le plan anthropologique, l'Afrique ancienne, là où l'Occident met en exergue *une anthropologie négative* en exploitant le côté vicieux de l'être humain (Homme loup pour l'Homme : resquilleur, exploiteur, dominateur, égoïste, prédateur de l'environnement…), privilégie, sans nier les conflits et les tumultes entre les Hommes, *une anthropologie positive* (exaltation de la camaraderie, de la solidarité, de l'amitié et d'une interdépendance entre l'Homme, les choses et le cosmos). C'est ce côté vertueux de l'être humain qu'exploite le mode de production africain, dont le but est d'assurer une reproduction élargie de la vie via la régulation des interdépendances entre le social, le politique, l'économique, le démographique et le cosmos. Il en résulte une institution politique anti-wébérienne au sens où elle n'est pas détentrice du monopole de la violence légitime mais inventrice d'une gouvernementalité qui vise à exploiter l'énergie sociale et vitale que dégage le tumulte social et sociétal pour alimenter le vitalisme entre l'Homme, les choses et le cosmos. Ce n'est donc pas le monopole de la violence légitimée qui fonde le pouvoir politique et la liberté dans l'Afrique politique ancienne mais la primordialité de l'harmonie vitaliste.

Cette philosophie politique axée sur l'harmonie de l'Homme avec le cosmos impacte automatiquement l'économique. Celui-ci est marqué, en suivant Pascal Sahlins, par des interdits (tous les besoins ne se satisfont pas), le travail communautaire (tout le monde ne travaille pas, tout le monde ne travaille pas tout le temps, on ne vit pas pour travailler, on travaille pour vivre) et des ressources qui ne s'avèrent pas rares (on sait ce dont on a besoin

---

[63] Coquery-Vidrovitch, C. (1993), *Histoire des villes d'Afrique noire. Des origines à la colonisation*, Paris, Albin Michel.

pour vivre et les moyens pour les avoirs sont connus). Il en résulte une économie non productiviste capable d'assurer la reproduction de la communauté sans pression sur l'environnement étant donné qu'elle satisfait les besoins essentiels en produisant en deçà de la mobilisation totale et maximale du travail et d'autres ressources. L'anthropologue et économiste Pascal Sahlins parle de ce fait des économies de l'Afrique ancienne et de l'Amérique centrale comme les seules et premières économies d'abondance : si l'Afrique ancienne ne rentabilise pas son activité, ce n'est pas parce qu'elle ne sait pas le faire, mais parce qu'elle n'en a pas envie[64]. Il en résulte, contrairement au productivisme de mal-être des sociétés capitalistes (impossibilité de plein emploi, travailleurs pauvres, destruction de l'environnement, inégalités galopantes), un sous-emploi de bien-être social (organisation solidaire du travail, production essentielle, rareté et inégalités faibles grâce à la solidarité, environnement préservé grâce aux valeurs qui limitent les besoins, abondance grâce à la non-extensibilité exponentielle des besoins au-delà des besoins essentiels).

Les autres composantes de cette organisation économique sont le commerce de longue distance contrôlé par des élites lignagères et une économie agricole aux mains des paysanneries qui restent autonomes étant donné qu'elles gardent leurs terres exception faite de la zone des Grands Lacs où il y eut une aristocratie foncière[65]. Une caractéristique majeure de la civilisation africaine ancienne est que l'économique (le commerce de longue distance) ne se développe pas via la mise en esclavage des paysanneries mais par le différentiel de prix entre le prix d'achat dans le commerce de courte distance (économie locale) et le prix de vente

---

[64] Sahlins, M. (1976), *Âge de pierre, âge d'abondance. L'économie des sociétés primitives*, Paris, Gallimard.

[65] Coquery-Vidrovitch, C. (1993), *Histoire des villes d'Afrique noire*, *op. cit.*

au loin dans le commerce de longue distance. Il en résulte, suivant les travaux de Karl Polanyi sur le Dahomey, non seulement une économie qui ne s'autonomise pas du reste du corps social, mais aussi une régulation marchande obligée de coexister avec d'autres modes de coordination que sont la réciprocité, la redistribution et l'administration domestique.

En surplomb de ces caractéristiques économiques et politiques mais en cohésion totale avec elles, une sphère spirituelle, mythologique et imaginaire canalise et catalyse la philosophie générale de vie dans cette Afrique ancienne. Le *Mvett,* mythe fondateur des peuples ékang que l'on retrouve au Cameroun, au Gabon, en Guinée équatoriale, au Congo Brazzaville et à Sao Tomé-et-Principe, est une véritable grammaire de civilisation d'une richesse exceptionnelle[66]. Alors que la civilisation euro-centrique et capitaliste se caractérise par des modèles de transition où prévalent la transition économique, la transition démographique, la transition sexuelle, la transition spatiale (urbanisation) et la transition familiale (famille élargie à la famille nucléaire) auxquelles la société capitaliste s'adapte, le *Mvettisme* – au sens de civilisation des peuples bantous ayant en partage le *Mvett* comme mythe fondateur des origines – opère par une transitologie constituée de rites d'initiation qui éduquent et forment l'Homme nouveau pour qu'il invente la vie en continu. On forme l'Homme à devenir un humain car un Homme ne devient pas un humain tout seul comme un arbre devient un arbre[67]. C'est ainsi que l'initiation transitologique du et au *Mvett* apprend aux Hommes à devenir adultes, épouses, époux, à vivre avec les morts, à vivre avec les ancêtres et les autres êtres vivants,

---

[66] Ndong Ndoutoume, T. (1970 et 1975), *Le Mvett*, 2 vol., Paris, Présence africaine.
[67] Eboussi Boulaga, F. (2015), Interview, dans *Thinking Africa.*

comment devenir mère, comment devenir père, comment devenir un mâle, comment devenir une femelle, etc.

Cela entraîne que la ritualisation initiatique accouche tout le temps d'un monde à venir qui, une fois advenu, inspire et génère de nouvelles ritualisations transitoires destinées à créer une nouvelle identité adaptée au nouvel état du monde. Le *Mvettisme* est donc le moteur d'un Homme infini (le *Mvett* comme récit est sans fin) avec une identité inflationniste et plastique : *l'Homme-Mvett* peut devenir une rivière, un arbre, un oiseau, une montagne, une vallée, une grotte, un lion, un éléphant, du fer, du feu, des flammes, du vent, de la pluie, du soleil, le tonnerre, un éclair, un ogre, un virus, un esprit, etc. Il peut tout être et tout devenir dans le processus de diversification de la vie et de ses transformations. *L'Homme-Mvett* est un Homme réel et utopique à chaque instant car doté de corps et d'esprit à la fois réels et utopiques qui en font une vie éternelle et diversifiée au sein de laquelle poursuivre l'excellence comportementale se fait en ayant les dieux comme lignes de mire au sens de figures mimétiques. *L'Homme-Mvett* est compatible avec la physique quantique au sens où, à l'instar du chat de Schrödinger, il peut être à la fois vivant et mort. Il est une combinaison linéaire de plusieurs composantes vitales humaines et non humaines à la fois.

Il en découle, contrairement à l'assignation et à la crispation identitaires du monde de la pensée eurocentrée, une identité processuelle au sens d'un processus incessant d'enracinement et de déracinement temporaires qui se nourrissent et nourrissent une innovation identitaire jamais fermée sur elle-même, jamais fixe, toujours ouverte à sa fécondation par les choses, les rencontres et l'environnement. Les choses, à l'instar des autres humains, sont des sujets et non des objets : la terre par exemple est un sujet pour *l'Homme-Mvett*. De là une sortie tant de la crispation identitaire de type heideggérien que de la clôture du monde et de ses effets prédateurs sur la vie et l'environnement qui cessent d'être des biens communs dans la pensée occidentalo-centrée. Les identités crispées font de la vie un bien privé en circonscrivant le droit à celle-ci au sein des seuls semblables identitaires. Et la dichotomie sujet/objet fait de l'environnement une chose à exploiter outrageusement jusqu'à la ménopause de la terre. D'où l'avantage comparatif du *Mvettisme* comme transitologie initiatique par rapport à la transitologie capitaliste. Dans ce dernier cas, les modèles de transition, déjà évoqués, ont pour ambition d'accumuler de la richesse matérielle en faisant de la croissance économique le moteur des sociétés là où les *transitions mvettistes* visent une reproduction élargie d'un vitalisme comme technologie politique motrice des sociétés.

Par conséquent, réaliser le développement durable, objectif exogène dans la civilisation capitaliste n'est pas une question qui se poserait dans le *Mvettisme* car la durabilité de la vie se trouve endogénéisée dans un vitalisme élargi consubstantiel à la conception de la terre comme un sujet avec lequel l'Homme a la vie en partage. Idée de partage qui renforce le caractère de la terre comme un bien commun de l'humanité non privatisable, sort les sociétés de la logique du choc des civilisations pour une contamination réciproque vers des formes ensemblistes de savoirs grâce à des migrations d'imaginaires et de subjectivités particulières en dialogue. En tant que récit sans fin et toujours ouvert à des amendements et à de nouveaux apports, le *Mvettissme* comme grammaire de civilisation bantoue est un puissant moyen de sortie de crise car son polymorphisme récital sans limites est aussi la garantie d'un ensemble infini de solutions tant de sortie de crise que de reconstruction de la vie autrement et ailleurs. Ce polymorphisme des mondes et des solutions de sortie de crise est déjà inscrit dans le *Mvett*, qui signifie à la fois le joueur de l'instrument de musique (une forme de harpe cithare), l'instrument lui-même et le récit mythologique ponctué par des chants que l'assistance reprend en chœur.

Le fou est un voyant, soutient Foucault. Ainsi, l'Afrique, condamnée à la folie suivant l'esprit de Berlin et l'esprit de Washington, semble être une voyante dotée d'une civilisation bienfaisante pour l'humanité à venir. Via l'exemple du *Mvett*, elle est détentrice d'une grammaire de civilisation plus efficace pour soigner le monde de la prédation capitaliste que la kyrielle de vaccins contre le Covid-19 : les vaccins s'attaquent aux symptômes de la civilisation capitaliste, l'Afrique ancienne comme civilisation discrédite l'ordre capitaliste des Hommes, des choses et de la vie. C'est en effet moins l'Anthropocène qu'il faut sauver de la noyade dans les eaux profondes de ses œuvres prédatrices depuis le XVe siècle, qu'une reproduction élargie de la vie afin que vaincre sans avoir raison sur la continuité de la vie et son extension ne puisse plus être l'étalon de référence des civilisations en lieu et place de leur capacité à rendre justice à la vie dans sa diversité. Le *Mvettisme* peut sortir le monde d'un Homme conçu comme fin de l'Histoire pour prioriser un Homme-pont entre des vies passées, futures et au-delà de l'espèce humaine. Par conséquent, le post-humanisme comme avenir de l'humanité dans le double numérique et technologique de l'Homme est ce dont l'Afrique peut sauver le monde de demain à travers un vitalisme élargi où l'Homme augmenté n'est pas un Homme-machine mais un maillon essentiel dans la circulation de l'énergie vitale entre êtres vivants animaux, végétaux et minéraux.

Le système universel d'informations

Esquisse théorique de la société pandémique moderne

« Tout ce que l'Homme ignore n'existe pas pour lui. Donc l'univers de chacun se résume à la taille de ses connaissances. » Albert Einstein

« Ce que l'univers de la physique laisse de côté est cela même qui fait que l'univers soit possible pour nous, ou ce qui rend possible que nous construisions cet univers à partir de nos stimulations sensorielles. » Emmanuel Kant

« Je le dis sans ambages : quiconque cherche à se faire une idée du monde et de la place de l'Homme dans le monde doit tenir compte des acquis et de la problématique de la mécanique quantique. Bien plus, il doit les mettre au centre de son questionnement. » Bernard d'Espagnat

Homme, connaissance et crise

La société pandémique moderne est une société de crise au sens où elle connaît un moment, un temps ou une conjoncture qui teste la robustesse et la pertinence d'un paradigme, celui de la modernité néolibérale. Elle révèle, via ses multiples implications, que le lieu, l'échelle et l'objet de la réflexion sur les problèmes contemporains est le monde, mieux l'univers. Elle pousse à ne plus nous limiter à des explications sèches sur la manière dont fonctionnent les choses (le fonctionnalisme) à partir des paradigmes plus ou moins stabilisés du management des économies, des sociétés et des organisations. Elle oblige à poser des horizons normatifs à nos analyses afin de réenchanter tant l'émancipation des individus, des sociétés et du monde, que les moyens d'action face aux problèmes qui font du monde « un grand corps malade ».

Cela étant, il nous semble pertinent de commencer par l'ancienne interrogation philosophique sur l'Homme, la connaissance et la crise. Le *Mvett*, mythe fondateur des peuples bantous d'Afrique centrale, dont nous avons fait l'esquisse dans le chapitre précédent (sous le titre « L'Afrique ancienne : une voyante universelle pour le monde à venir ? »), ne déroge pas à la règle des mythes fondateurs, celle de présenter à la fois une *cosmologie* et une *anthropologie*. Il est fort intéressant de se rendre compte qu'à travers le monde, les mythes fondateurs de plusieurs peuples ne pensent jamais l'Homme sans son environnement. Autant saisir la nature humaine ne peut se faire par la seule logique aristotélicienne de l'introspection sensorielle, autant elle reste incomplète sans sa confrontation avec d'autres Hommes et les milieux de vie y afférents. Mais la vie des sens qu'exalte Aristote comme instance perceptrice de la connaissance scientifique n'est pas à négliger dans les interactions entre l'Homme, la connaissance, sa connaissance et la société pandémique moderne au sens de crise de la modernité néolibérale.

En effet, peu de situations ont autant rendu importante la vie des sens que l'a fait le Covid-19. Les Hommes n'ont jamais autant écouté leur corps via leurs sens. Ils n'ont jamais autant redécouvert l'utilité sensorielle et n'ont jamais autant été inquiets de perdre le goût, l'odorat ou la capacité de respirer. Outre cela, le sensible, au sens biologique et psychologique, s'est trouvé au centre de la problématique des vaccins. Leurs effets secondaires bienfaisants ou malfaisants sont des effets potentiellement positifs ou négatifs sur nos corps, nos esprits et donc sur notre vie sensorielle dont dépend notre bien-être en tant qu'êtres vivants. L'Homme, en effet, peut être atteint de cette maladie particulière que Cynthia Fleury[68] appelle le *ressentiment*. À savoir la perte de confiance envers les autres (peur de l'infection au Covid-19 qui fait de l'autre un potentiel malade conscient ou qui s'ignore) et en certaines valeurs (la science par exemple) au point de ne plus se sécuriser que par le pire (le complotisme vaccinal par exemple). Le ressentimiste est ainsi un Homme particulier dont la société pandémique moderne est non seulement productrice en grand nombre à cause des multiples mensonges et manipulations des politiques qui la gouvernent, mais dont elle est aussi la victime au sens où la post-vérité – au service de ce que Giambattista Vico[69] appelle la barbarie intellectuelle – devient sa source d'informations dans un objectif purement populiste où le soupçon généralisé et le renversement de la charge de la preuve se débarrassent du doute critique pour faire de la contre-vérité la vérité.

---

[68] Fleury, C. (2020), *Ci-gît l'amer : guérir du ressentiment*, Paris, Gallimard.

[69] Vico, G. (2010), *La Méthode des études de notre temps* [1709], édition bilingue, éd. A. Battistini, trad. A. Pons, Paris, Les Belles Lettres.

Alors qu'elle combat le virus avec la science (les vaccins), la société pandémique moderne devient, par endroits et dans certains milieux, une société anti-scientifique et donc antimoderne par le fait que la société vaccinale qui en découle est constituée de deux types d'Hommes, les pro-vaccins et les anti-vaccins, dont les interactions conflictuelles dessinent une forme de citoyenneté sanitaire comme nouvel enjeu de la modernité. Cela fait de la société pandémique moderne une société où s'observe un retour intense sur les sens et les émotions personnelles à la fois comme baromètres de notre santé, mais aussi comme des instruments de connaissance et d'appréciation du pathologique (symptômes du Covid-19), du monitoring des malades et donc de connaissance des effets du virus et de ses antidotes. Il en résulte une société sensorielle synonyme d'un retour drastique du regard sur soi, son corps et son fonctionnement biologico-émotionnel, qui siérait bien à l'Aristote biologiste.

La société pandémique moderne est donc une société qui favorise l'introversion biologique et un individualisme social et spatio-temporel que le confinement renforce via le *social distancing*. D'où une certaine homologie comportementale entre l'Homme néolibéral, isolé, sans attaches, entrepreneur de lui-même, et l'Homme pandémique et chrématistique (aristotélicien) parce que médecin/scientifique de lui-même par l'auto-écoute de son corps et l'autocontrainte des gestes barrières. L'entrepreneur de soi-même n'est-il pas très proche ou l'autre version du médecin/scientifique de soi-même et de sa vie ?

Ainsi, là où Aristote considérerait politiquement le ressentimiste en montrant que la connaissance et ses crises sont une forme de vie où ne peuvent se diviser vie intellectuelle et vie sensorielle, la deuxième étant la base et le canal qui mène vers la première, Platon penserait autrement. Pour lui, il n'y a pas de communication entre les deux formes de vie. Il y a un abîme entre la vie intellectuelle qui ouvre à la connaissance pure et la vie sensorielle incapable d'accéder au ciel des idées pures. Il en résulte que là où Aristote fait de l'intellect et du sensible un tout (et sauve ainsi la possibilité d'une démocratie, d'une économie, d'une gestion et d'un État de droit sensibles aux besoins humains de durabilité de la vie communautaire qui font des Hommes des animaux politiques par nature), Platon, habité de sa passion des idées pures, ouvre la voie à une connaissance scientifique insensible qui, de nos jours, est le fondement d'une gestion, d'un État de droit et d'une économie purs et donc détachés des besoins humains. Guérir certains citoyens du ressentiment est par exemple un de ces nouveaux besoins humains. L'Homme juridique pur et l'Homme économique pur deviennent ainsi un Homme fictif que vise une politique vaccinale qui ignore l'Homme malade de ressentiments entraînés par les mesures anti-Covid-19. S'il en était encore besoin, la société pandémique moderne a montré qu'une telle économie et un tel Homme n'existent pas. S'il en avait été autrement, l'économie ne serait pas entrée en crise une fois la pandémie en place et l'homo oeconomicus n'aurait pas eu besoin de confinement parce que celui-ci aurait été sans attaches sociales nécessitant un *social distancing*.

Le ciel des idées pures de Platon a certes permis des avancées scientifiques en inspirant une recherche fondamentale focalisée sur l'étude des choses et de leur fonctionnement en elles-mêmes, mais il a aussi induit la perte d'une certaine sensibilité nécessaire dans la mise en avant et la préservation d'une gestion, d'une économie, d'un certain droit et d'une démocratie émancipateurs. C'est-à-dire qui ne s'autonomisent pas des sociétés et des Hommes au point de devenir des « mondes entièrement à part » sans lien avec le vivant, ses besoins et certaines valeurs.

La société pandémique moderne est ainsi, au sens de crise sanitaire néolibérale, un ensemble de systèmes qui, se croyant autonomes à la Luhmann, se ferment les uns aux autres alors qu'ils subissent les effets externes sévères de la pandémie. Un ensemble de systèmes qui se pensent à partir du ciel des idées et violentent inévitablement le monde réel en voulant le faire entrer par tous les moyens dans les paradigmes issus d'idées et de systèmes dits purs. D'où le constat qu'une telle société n'est pas seulement une société en crise de paradigmes purs mais aussi et surtout du type de pensée, d'Hommes, d'organisations, d'environnement et de sociétés qui en découlent : la rationalité formelle devient une religion, le passé ne compte pas ou très peu et l'avenir coûte si cher qu'on se contente du présent. Et même dans ce présent, l'État de droit qui se pense comme réalité finie à dupliquer via un ensemble de pratiques arrêtées une fois pour toutes, ne s'invente plus pour répondre aux nouveaux besoins humains tels des soins pour les ressentimistes.

Que faire donc devant ce défi que rencontre la modernité capitaliste de reconstruire un vivre-ensemble harmonieux qui ne soit ni un renoncement à la liberté d'expression ni une approche intégriste de celle-ci parce que non respectueuse des idoles des autres comme le professeur Raoult ou le scientisme ? Il se peut que la créolisation du monde, qui est une réalité de plus en plus tangible, exige une invention de nouveaux compromis pour réaménager le vivre-ensemble. Pouvons-nous vivre dans un monde métis avec les règles du monde de jadis moins créolisé ? Un système peut-il être optimal quel que soit le temps social, politique, démographique et économique ? Réformer pour s'adapter à la conjoncture sociale créolisée est-il de la soumission au métissage ou de l'intelligence de la dynamique des systèmes dans des contextes donnés ?

La voie du post-sécularisme prospectée par Jürgen Habermas ne nous semble pas être la bonne, car elle ouvrirait un boulevard aux intégristes du marché, de la science et de leurs alliances stratégiques. La modernité capitaliste ne semble avoir pour solution probante qu'un approfondissement démocratique entendu à la fois comme endiguement du séparatisme capitaliste entre exclus et inclus et rapport dynamique entre des territoires, des expériences vécues, des institutions et des subjectivités multiples et contradictoires[70].

Cinq directions à travailler conjointement nous semblent porteuses pour expliquer ce que nous entendons par un approfondissement démocratique.

(1) La première est donnée par les travaux de John Dewey[71] sur une éducation qui accélère et renforce les échanges entre les expériences vécues et les subjectivités qui leur sont inhérentes. Une éducation qui permet un échange d'expériences vécues est en fait pollinisatrice d'un État de droit qui, prenant en charge des situations de souffrances subjectives, spirituelles et mémorielles, contribuerait à assainir le vivre-ensemble intersubjectif.

(2) La deuxième orientation, inspirée d'Habermas[72], consiste à réactiver les capacités de communication entre monde vécu, systèmes et sous-systèmes. Cette réactivation a pour objectif d'enclencher des critiques internes et externes qui redonneront au

---

[70] Matthieu de Nanteuil est l'auteur de cette définition d'une démocratie approfondie, qu'il a proposée notamment dans un séminaire du CriDis, Centre de recherche interdisciplinaire, Démocratie, institutions, subjectivité, à l'Université catholique de Louvain (UCL).

[71] Dewey, J. (2018), *Démocratie et éducation, suivi de Expérience et éducation* [1916 et 1938], Paris, Armand Colin.

[72] Habermas, J. (1987), *Théorie de l'agir communicationnel*. Tome 1. *Rationalité de l'agir et rationalisation de la société*. Tome 2. *Pour une critique de la raison fonctionnaliste*, Paris, Fayard.

langage sa force normative dans le but de recréer des zones d'entente via la capacité qu'a la rationalité communicationnelle de regrouper les rationalités éclatées et autonomisées par la modernité capitaliste.

(3) La troisième idée qui nous vient à l'esprit est la justice réparatrice de la palabre africaine, en suivant l'œuvre de Jean-Godefroy Bidima sur la palabre comme juridiction de la parole[73]. En Afrique traditionnelle, le fait de « palabrer » en exposant publiquement des problèmes montre le rôle thérapeutique de la parole par une mise à découvert des fondements du litige qui réduit ainsi son potentiel de putréfaction dans et de la société. La justice qui en découle est moins punitive que réparatrice et festive, célébrant la vie en commun et sa continuité. En fait, le but de la palabre est toujours de rendre publics les torts des uns et des autres pour tuer leur poison social par la publicité qui prend la communauté à témoin des travers des uns et des autres ; afin que la surveillance normative et collective de la société éduque la société et les individus en reconstituant ainsi un tronc transcendant du couple limitations/autorisations.

(4) Les travaux, déjà signalés, de la philosophe et psychanalyste Cynthia Fleury sur le soin à apporter aux sociétés du ressentiment peuvent aussi être d'un grand apport. Pour permettre une sublimation du ressentiment, voire sa réduction à une dimension marginale, la démocratie ne doit plus se contenter d'un État de droit qui protège et régule les droits et les devoirs stabilisés et clos. Elle doit s'approfondir en faisant de l'État de droit une fabrique de politiques publiques qui soignent le ressentiment et les souffrances subjectives par l'éducation, la culture, la reconnaissance et la transformation des sujets en acteurs

[73] Bidima, J.-G. (1997), *La palabre : une juridiction de la parole*, Paris, Michalon.

politiques agissants. De nouveaux droits et devoirs doivent donc être inventés car la société pandémique moderne montre la saturation rapide de la carte des droits et devoirs traditionnels dès que la société moderne est face à une crise majeure de laquelle découlent de nouveaux besoins inconnus de la carte traditionnelle des droits et devoirs.

(5) Enfin, Fabien Eboussi Boulaga, philosophe camerounais, auteur de *La crise du Muntu*[74], montre l'importance des rituels républicains (au sens de rites initiatiques) dans la construction des valeurs transcendantes au sein des sociétés modernes. Étant donné, dit-il « qu'on ne devient pas humain comme un arbre devient un arbre et que devenir humain est un événement improbable », devenir républicain ne peut se faire sans rites républicains. Le service militaire ou d'autres services civiques obligatoires seraient par exemple des rites initiatiques du vivre-ensemble qui permettraient de donner et de fixer des valeurs transcendantes communes aux citoyens des sociétés pandémiques modernes où la fracture, même par rapport aux résultats scientifiques, est désormais très prononcée.

Telle n'est pas la seule grosse fracture que connaît la société pandémique moderne. Contrairement à Aristote qui fait confiance à la vie sensorielle pour accéder à la connaissance et aux sorties de crise, et à Platon qui se détache de la vie sensorielle pour celle des idées pures où les choses se comprennent en elles-mêmes et non via la vie sensorielle, leur prédécesseur Socrate soutient que l'Homme ne peut comprendre ce qu'il est effectivement et accéder à la connaissance que via la rencontre de l'Homme. D'où son approche de l'Homme comme un animal raisonnable, c'est-à-

[74] Eboussi Boulaga, F. (2013), *La crise du Muntu : authenticité africaine et philosophie* [1977], Paris, Présence africaine.

dire comme un être vivant de qui on peut recevoir une réponse rationnelle à une question rationnelle. Mais comment avoir accès à la connaissance de l'Homme pandémique lorsqu'il se définit fondamentalement comme une barrière à son semblable à travers les mesures barrières, le *social distancing*, les bulles sociales et le cloisonnement des espaces de vie et de circulation par le confinement ? Comment sortir des crises lorsque les Hommes d'os et de chair disparaissent du fonctionnalisme luhmannien pour faire place à des systèmes incapables d'apprendre les uns des autres tellement ils sont pensés et se pensent autonomes les uns des autres ?

À de telles interrogations, saint Augustin et Pascal répondraient que faire confiance à la raison et à l'anthropologie philosophique de Socrate ne suffit pas pour connaître ce qu'est l'Homme, ce que sont les crises qu'il vit et encore moins les voies pour en sortir. S'approcher et/ou acquérir une connaissance autonome de l'Homme, du monde, des crises et s'en sortir par soi-même étant les causes de la chute de l'Homme sous l'égide du souverain divin (Dieu) dans le temps édénique, ce n'est pas via l'Homme, c'est-à-dire la raison qu'on peut accéder à la connaissance, mais uniquement à travers l'anthropologie et la cosmologie divines qu'est la Cité de Dieu (Augustin) et à travers Dieu comme éternelle énigme (Pascal).

La société pandémique moderne est donc, en suivant saint Augustin, une société marquée par la poursuite du mal au sens de malédiction originelle qui se traduit dans la maladie, la carence, l'effort et la souffrance après le refus de l'Homme de la vie éternelle et sans soucis que lui garantissait le Souverain divin sans aucune autre contrepartie qu'obéir à ses lois. La crise sanitaire serait donc celle de la forme néolibérale du souverain civil (l'État) qui, devenu néolibéral, ne représente que la forme contemporaine de la faillite de l'émancipation de l'Homme du Souverain divin par son désir de connaissance raisonnable, c'est-à-dire par lui-même. Pour saint Augustin, la chute de l'Homme révèle que la raison est une des choses les plus contestables et les plus incertaines du monde. Suivant cette veine, la question écologique, liée étroitement à la société pandémique moderne, se pose dès le passage du monde édénique (Cité de Dieu) au monde terrestre rationnel (Cité des Hommes) où la raison humaine est la cause fondamentale de la transformation de la nature par l'Homme pour la mettre à son service. La raison humaine n'est donc jamais suffisante, d'après saint Augustin, ni pour comprendre l'explication causale originelle de la crise écologique qu'est le non-respect de la loi divine, ni pour se convaincre que le non-respect des principes divins la condamne à une médiocrité incompressible dont une des manifestations est la dégradation de la nature à cause de sa soumission à un maître maudit : l'Homme.

Cette façon de voir augustinienne est renforcée par Pascal pour qui Dieu, comme énigme, est la meilleure preuve qu'on ne peut connaître l'Homme, créé à son image, c'est-à-dire comme énigme, ondoyant et divers. « Il est ridicule de parler de l'Homme comme s'il était une proposition géométrique... dépourvue de contradictions et de vérité univoques », écrit Pascal[75]. La raison ne peut donc permettre l'accès à la connaissance et aux moyens de sortie de crise sans se référer à l'énigme causale originelle qu'est Dieu afin, à partir d'elle, d'approcher l'Homme. Aussi, en voulant se soigner par elle-même, c'est-à-dire par la raison scientifique et politique, la société pandémique moderne poursuit une énigme qui se trouve être fondamentalement ce qu'elle est et que seule la cause divine peut éclairer. D'où des vaccins à l'efficacité incertaine

---

[75] Cité par Cassirer, E. (1975), *Essais sur l'Homme* [1944], trad. N. Massa, Paris, Minuit.

qui font perdre le sens thérapeutique de ce que signifie traditionnellement être vacciné contre une maladie.

Si l'écart culturel entre l'Homme sous l'égide du souverain divin et l'Homme sous l'égide du souverain civil peut s'évaluer afin de mettre en évidence une classification des sociétés modernes par rapport à la prégnance des religions en leur sein et leur fonctionnement, les sociétés modernes sécularisées d'Occident seraient plus loin des lois de la Cité de Dieu que les sociétés africaines chrétiennes ne connaissant encore ni sécularisation interne ni externe. Cette autre modernité sans sécularisation qui nous vient d'Afrique a montré d'autres aspects de la société pandémique moderne. Plusieurs constats de cette singularité africaine restent sans réponses stabilisées. L'Afrique a-t-elle été sauvée par sa démographie très jeune, robuste et donc capable de résister au Covid-19 ? A-t-elle été moins touchée que les sociétés occidentales parce que la chloroquine y est prise fréquemment depuis des décennies pour lutter contre la malaria ? Les Africains ont-ils un système immunitaire plus robuste parce qu'en contact permanent avec la nature et de nombreux virus ? Ont-ils des gènes particuliers qui rendent le Covid-19 moins redoutable ? Toutes ces questions sans réponses certaines montrent les limites de la raison humaine et justifient la nécessaire convocation d'autres explications moins rationnelles au sens formel de ce terme.

Le confinement a en effet été très difficile en Afrique parce que, entre autres choses, les Africains ont continué à remplir les églises chaque dimanche malgré les interventions des forces de l'ordre. Nul ne peut mesurer ni connaître les effets positifs sur leur moral et donc sur leur système immunitaire des paroles de protection, d'espérance et de bénédiction des prédicateurs. S'il est scientifiquement démontré que des effets placebo existent et que des zones du cerveau s'éteignent lorsqu'on affirme à une personne qu'elle va mourir, il est absolument certain que l'Homme africain religieux s'est beaucoup renforcé le corps et l'esprit en se nourrissant de la parole de Dieu comme d'une assurance tous risques. Il en est de même des effets des modes de vie sur l'infection au Covid-19. La vie en plein air qui prédomine en Afrique urbaine (économie populaire) et rurale (agriculture) et la vie bétonnée d'Occident ne sont pas égales dans une contamination au virus, prouvée moins importante à l'extérieur des maisons qu'à l'intérieur de celles-ci. Les membres de la société pandémique moderne n'ont donc pas le même degré de vulnérabilité au virus, non seulement selon que cette société est présécularisée ou sécularisée mais aussi selon que les individus passent plus de temps dans des maisons modernes fermées qu'en plein air.

Par ailleurs, même si les Africains et les Occidentaux chrétiens sont tous des représentants de l'Homme judéo-chrétien après la chute (l'Homme maudit), le fait que la modernité soit plus avancée en Occident qu'en Afrique entraîne que les bienfaits thérapeutiques de la nature soient plus profitables en Afrique. Autrement dit, si des restes du « jardin d'Éden » existent, au sens de nature-pharmacie, ceux-ci ont permis aux Africains, sans vaccins, d'utiliser un grand nombre d'essences naturelles douées de propriétés thérapeutiques efficaces contre la malaria, bien connues des pratiques médicales ancestrales de la pharmacopée traditionnelle. L'Occident, plus industrialisé, s'est éloigné de ces thérapies traditionnelles, démontrant ainsi que les sociétés prométhéennes sont à un stade de malédiction divine plus avancé que les sociétés préindustrielles qui sont à un stade de culture scientifique plus bas. Suivant la cosmologie et l'anthropologie chrétiennes, la société pandémique moderne révélerait-elle, par ces différences, les degrés d'éloignement de Dieu et de la nature des uns et des autres corrélés au degré de vulnérabilité au virus suivant leur degré de remplacement de la nature par des instruments techniques, des lois divines par les lois du marché et du souverain divin par le souverain civil ? L'Afrique, sous-développée suivant la nomenclature capitaliste classique, serait-elle alors la sanction terrestre qui frappe ceux qui tardent à renoncer au souverain divin (Dieu) pour le règne conjoint du souverain civil politique (État) et du souverain civil marchand (le marché) ? La sanction terrestre prendrait ici la forme d'un faible développement scientifique et économique qui lui donne aussi très peu de moyens modernes pour combattre le Covid-19. Alors que la sanction divine qui frappe le Nord serait une incapacité à jouir des bienfaits de la nature-pharmacie à cause d'un surdéveloppement scientifique et capitaliste.

Homme, révolution scientifique, connaissances et crises

Il est intéressant de constater que ce que la pensée mythico-religieuse considère comme un enfoncement de l'Homme dans la déchéance, l'esprit scientifique le regarde comme des preuves d'une raison humaine qui fait de l'Homme un dieu pour lui-même et pour le monde. Le *Discours de la méthode* de Descartes, la révolution copernicienne et la théorie de l'évolution de Darwin vont, de ce fait, sortir l'explication de l'Homme, la connaissance, les crises et leurs solutions du domaine de l'anthropologie et de la cosmologie mythologiques pour les relier à l'expérience et à la raison mathématique. Le monde occidental sort de la centralisation de la croyance en une providence générale qui gouverne le monde et en serait la cause première (stoïciens et chrétiens) pour adopter une anthropologie et une cosmologie matérielles (coperniciennes) où les trajectoires des corps et leurs accidents (expériences) sont plus importants et porteurs de sens que la recherche des causes premières de l'Homme et des choses. Les mythes historiques sans lesquels l'Homme et le monde ne peuvent être compris de façon satisfaisante[76] sont supplantés par les mythes nomothétiques, c'est-à-dire systématisés et démontrables par une méthode qui sert d'instance de validation comme science.

C'est dans cette mouvance scientifique que va naître, avec l'invention du marché par les économistes politiques (Adam Smith, David Ricardo...), l'Homme économique où le couple anthropologie/cosmologie laisse progressivement la place au couple État/marché suite à la construction de modèles explicatifs abstraits, logiques et démontrables. Les interactions entre les Hommes puis entre eux et le cosmos ne montrent plus la voie des politiques de régulation des écosystèmes humains. Celle-ci est désormais le fait des procédures de choix, des routines administratives, des méthodes de calcul, des protocoles d'expérience et des règles de droit prédéfinies et systématisées. La société pandémique moderne – au sens de moment critique où le savoir dit scientifique cherche à contingenter et à profiler l'avenir du monde et de l'Homme dans son seul discours – a ses fondements lointains dans la croyance en cette raison formelle toute-puissante au sein de disciplines comme l'économie politique.

Une anthropologie et une cosmologie mythologico-religieuses existent cependant encore chez Adam Smith au XVIIIe siècle. Le parcours de la pensée smithienne montre clairement que « la main invisible », c'est au fond le souverain divin[77]. Les cinq phases

---

[76] Cassirer, E. (1975), *Essais sur l'Homme*, *op. cit.*

[77] Amougou, T. (2020), *Qu'est-ce que la raison développementaliste ?*, *op. cit.* ; Maroubi, C. (2004), *L'économie de la nature. Essai sur Adam Smith et l'anthropologie de la croissance*, Paris, Seuil.

du développement des sociétés que théorise Adam Smith (la chasse, l'agriculture, l'élevage, le commerce et l'industrie) sont précédées d'une phase mythico-religieuse où prévalent une cosmologie (le monde édénique) et une anthropologie (l'Homme édénique à l'abri des besoins et des carences) grâce à un souverain qui affiche une bienveillance totale envers lui (le seul vrai don qui existe car le souverain divin n'exige pas de réciprocité matérielle dans cette assistance).

Les problèmes de rareté des ressources, de carences et de crises apparaissent donc après la fin de ce temps édénique où ils étaient inexistants. L'économie naît ainsi comme une obligation de produire et de se protéger contre les risques auxquels fait désormais face l'Homme obligé de vivre de lui-même et par lui-même. Le souverain civil chez Adam Smith, contrairement à Thomas Hobbes, n'est pas l'État mais le marché. C'est celui-ci qui assure la conciliation entre intérêts individuels et bien-être collectif.

La société pandémique moderne montre les limites de cette solution smithienne. Cette solution aurait pu marcher si tous les Hommes avaient été égoïstement favorables aux vaccins. Dans cette conjecture, on obtiendrait une société complètement vaccinée alors que chaque individu se serait fait vacciner en pensant moins aux autres qu'à sa seule santé personnelle. Mais, comme plusieurs autres Hommes ont choisi de ne pas se faire vacciner en pensant aussi égoïstement à leur santé, avoir une société complètement vaccinée est rendu impossible par l'utilitarisme marchand où seuls les intérêts individuels comptent. Il apparaît non seulement que le souverain civil marchand (le marché) s'avère moins efficient que le souverain civil politique (l'État) dans une recherche de conciliation entre bien-être sanitaire individuel et bien-être sanitaire collectif, mais aussi que seul le souverain civil politique possède le monopole de la contrainte légale et légitime (Max Weber) grâce à laquelle il impose une forme de citoyenneté sanitaire à travers l'obligation d'un pass vaccinal. La société pandémique moderne révèle un souverain civil marchand si inefficace et inefficient pour le bien-être sanitaire collectif qu'il apparaît plus que jamais nécessaire de se doter de grandes valeurs communes permettant la prise de décision à la fois sur le plan national et le plan international où le marché s'avère soit incapable d'assurer la santé mondiale, soit complètement absent lorsque le monde est malade. Il en résulte, suivant la raison mythico-religieuse, que le souverain civil marchand (le marché), au sein de la société pandémique moderne, enfonce plus l'Homme dans la malédiction des origines que ne le fait le souverain civil politique (l'État). D'où une approche de la crise qui a longtemps oublié la société en économie néoclassique pour se réduire au duel « régulationnel » entre le souverain civil politique (interventionnisme économique) et le souverain civil marchand (non-interventionnisme économique).

Chez David Ricardo, la cosmologie et l'anthropologie smithiennes disparaissent et font place plus largement à l'esprit scientifique sous forme de construction de modèles hypothético-déductifs. Ricardo est l'inventeur de cette méthode économique dont le but est de poser des hypothèses simplificatrices du monde réel et d'en tirer des modèles desquels découlent des politiques appliquées à la société. Ricardo autonomise l'économie de l'anthropologie et de la cosmologie pour en faire une construction logique imparable en postulant une absence de biais entre les modèles hypothético-déductifs et la réalité du monde. L'Homme est réduit à un robot utilitariste qui poursuit uniquement la maximisation de son intérêt individuel sous la seule contrainte de son pouvoir d'achat. La cosmologie ne se pense plus que sous forme de terres arables elles-mêmes assimilées à des machines plus productives (les terres les plus fertiles) par rapport à d'autres moins productives (les terres les moins fertiles) reliées aux premières par une rente différentielle. La société pandémique moderne montre qu'il ne peut y avoir d'économie viable dans une société à l'arrêt parce que malade, et qu'on ne peut comprendre l'occurrence annoncée à la hausse des pandémies si on ne prend au sérieux la problématique de la construction des écosystèmes humains durables via l'étude des interactions entre anthropologies et cosmologies.

Alors que, depuis le néolibéralisme nourri à la doxa économique néoclassique, le souverain civil marchand a pris le pas sur le souverain civil politique, la société pandémique moderne rappelle que les interactions entre l'anthropologie et la cosmologie, incontournables pour penser les régulations durables des sociétés, sont absentes des modèles économiques (de David Ricardo aux néoclassiques actuels en passant par Léon Walras et Friedrich von Hayek), et qu'il est urgent de remédier à l'orientation du savoir économique qui, en renforçant la pratique d'une économie hors sol, ne fait qu'aggraver la crise écologique et ses conséquences.

L'apport des métaphysiques bantoues peut être crucial à ce niveau pour l'avenir du monde. Le *Mvett*[78] ne préconise pas, comme dans la méthode cartésienne, une distinction entre l'animal et l'Homme, l'Homme et le relief, et encore moins entre l'Homme et les choses, quelles qu'elles soient. Un Homme peut être tour à tour un animal, une rivière, une montagne, une grotte, du tonnerre, de la pluie, du soleil, un arbre, du feu, des nuages, une étoile, la terre… dans un processus transitologique où l'humanité se reproduit sans cesse dans un large mouvement du vivant qui, en

[78] À propos du *Mvett*, voir chapitre précédent sous le titre « L'Afrique ancienne : une voyante universelle pour le monde à venir ? ».

permanence, doit garantir des écosystèmes de vie durables. D'où une interaction permanente entre cosmologie et anthropologie qui fait de *l'Homme-Mvett* et de son cosmos une extension permanente de l'un dans l'autre à travers leurs métabolismes respectifs.

La société pandémique moderne montre ainsi, dans sa version africaine, une Afrique qui est entrée dans ses forêts pour y trouver ses médicaments, continuant ainsi ses échanges métaboliques naturels entre le vivant humain et le vivant non humain au service d'une reproduction élargie de la vie[79]. On sort ici d'une cosmologie utilitariste qui gomme l'Homme et ses multiples liens avec le cosmos pour une cosmologie de liaison où Homme et cosmos forment un tout intégré. Est-ce purement un hasard si aucune contamination et aucun décès n'ont jusqu'à présent été documentés chez les milliers de populations pygmées qui vivent depuis toujours dans la forêt africaine où pangolins, chauves-souris et autres animaux porteurs de coronavirus font partie de leur nourriture quotidienne ? La fragilité de la société moderne face au virus n'est-elle pas, au regard de l'absence totale de vulnérabilité des pygmées au Covid-19, liée à son action déstructurante des liens vitaux avec la nature ? N'est-ce pas un risque moderne généré par la rupture entre cosmologie et anthropologie dans la modernité capitaliste ?

Une crise de la rationalité

La société pandémique moderne se présente comme une crise de la rationalité. C'est-à-dire comme une société moderne qui n'arrive plus à se convaincre elle-même par la raison, qui est

[79] Descola, Ph. (2005), *Par-delà nature et culture*, Paris, Gallimard.

pourtant, selon Max Weber, au centre du vaste processus de rationalisation qu'est la modernité occidentale. Rationalité transcendantale, rationalité illimitée, rationalité limitée et rationalité pathique sont en conflit et paraissent parfois irréconciliables.

La crise de la rationalité dont nous parlons est bien illustrée par la rationalité limitée de tous les acteurs de l'actuelle crise pandémique, des scientifiques aux politiques en passant par les citoyens ordinaires. Les scientifiques ne connaissent pas tout du virus sinon les vaccins seraient parfaits et une dose suffisante permettrait aux citoyens d'être hors de portée du Covid-19 et rassurés. Les politiques, qui se basent sur l'expertise scientifique, cherchent à mettre en place des mesures se situant entre libertés et restrictions, des mesures qui se sont montrées parfois absurdes (métros, bus et trains bondés mais cafés fermés) et contradictoires (masques inutiles puis obligatoires) dans les pays occidentaux. Les citoyens ordinaires, qui se trouvent au bas de l'échelle, sont encore plus à l'épreuve de la rationalité limitée, sommés d'appliquer des mesures discrétionnaires et parfois asymétriques d'un club politico-scientifique fermé à l'entrée du peuple.

Il en découle, comme l'avaient mis en avant James March et Herbert Simon[80], un ensemble de conséquences qui militent moins pour un État ou une science démiurgique que pour la négociation et la coopération entre normes, émotions, valeurs et informations différentes par rapport au Covid-19. L'hypothèse d'une société pandémique moderne comme crise de la rationalité montre en effet :

---

[80] March, J. G. et Simon, H. A. (1964), *Les organisations : problèmes psycho-sociologiques* [1958], trad. J.-C. Rouchy, Paris, Dunod.

- Qu'une information libre et parfaite sur le Covid-19 n'existe pour aucun des acteurs (politiques, scientifiques et citoyens ordinaires) ;
- Que les choix des acteurs (préférences) par rapport au Covid-19 ne sont pas linéaires : plusieurs scientifiques ont maintes fois changé d'avis sur l'hydroxychloroquine, le masque, le confinement, les vaccins, la vaccination des enfants... ; plusieurs politiques ont changé plusieurs fois de politique ; les citoyens ordinaires eux aussi ont parfois modifié leur avis en passant d'anti-vaccins à vaccinés ou de vaccinés à anti-vaccins ou même de vaccinés favorables à l'obligation vaccinale à vaccinés non favorables à l'obligation vaccinale ;
- Que personne, dans ces conditions, ne peut se targuer de faire le choix optimal par rapport au Covid-19. Ni les scientifiques dont l'imperfection des vaccins montre le tâtonnement, ni les politiques dont les mesures ont été aussi volatiles que les bulles financières, ni les citoyens ordinaires analysant toutes ces péripéties comme des preuves d'une absence de fiabilité des recherches scientifiques sur le Covid-19 et des décisions politiques y afférentes. La présence des conflits d'intérêts entre plusieurs scientifiques, politiques et l'industrie pharmaceutique ont renforcé l'idée d'une moralité douteuse des politiques, des scientifiques et des multinationales pharmaceutiques (aléa moral) au point de développer des attitudes de sélection adverse par rapport aux vaccins et aux décisions gouvernementales (complotisme, soupçon, doute sur la probité morale...) ;
- Que dans cet environnement (cadre de vie) non stable (vagues successives de contaminations, variants et

confinements successifs, multiples vaccins et politiques aux effets divers...), les choix optimaux sont complètement impossibles par rapport au Covid-19. Celui qui décide de se faire vacciner fait un choix acceptable pour lui tout autant que celui qui décide du contraire compte tenu de son jugement sur un ensemble de paramètres sous-optimaux à sa disposition. La grande escroquerie a consisté à vouloir imposer la vaccination comme si le choix de se faire vacciner était meilleur que celui de ne pas se faire vacciner alors que ces deux choix relèvent de deux approches différentes du risque qui en font des choix sous-optimaux l'un par rapport à l'autre aux yeux de ceux qui optent pour une stratégie au détriment de l'autre ;

- Que les anticipations des acteurs (scientifiques, politiques et citoyens ordinaires) ne sont pas rationnelles au sens d'une prévision parfaite de l'évolution du virus et de l'avenir de la santé publique, mais adaptatives suivant les informations engrangées au fur et à mesure de l'évolution de la pandémie. Les scientifiques sont adaptatifs (de deux doses suffisantes à trois doses puis quatre doses suffisantes ?), les politiques sont adaptatifs (confinement, déconfinement et reconfinement) et les citoyens ordinaires sont aussi adaptatifs (près de la moitié des vaccinés en France avouent avoir fait le vaccin moins par conviction sur leur utilité préventive que par souci de garder leur libre circulation dans la cité). Le problème politique apparaît lorsque les anticipations adaptatives des scientifiques et des politiques deviennent des moyens d'imposer des mesures péremptoires qui empêchent le citoyen lambda de continuer librement son processus d'adaptation à leurs adaptations.

En fait, la société pandémique moderne réaffirme, de façon plus profonde, que la rationalité illimitée, c'est-à-dire totale ou démiurgique, prétendue possible par l'économie néoclassique à travers son concept d'anticipations rationnelles, n'est jamais une caractéristique du discours scientifique, même lorsqu'il relève de la recherche fondamentale. Les nombreux « vaccins » mis au point contre le Covid-19 ont, non seulement des degrés d'efficacité variables, mais rencontrent aussi le scepticisme, au sein de la communauté scientifique, sur leur statut de « vaccins ». Plusieurs grandes figures mondiales dans la recherche épidémiologique leur contestent la qualité de vaccins et déclarent qu'ils sont encore en phase expérimentale et ne devraient, suivant le protocole scientifique de l'élaboration des vaccins, être administrés aux humains...

Il en résulte que la société pandémique moderne se caractérise, une fois sous l'égide du savant et du politique, par une rationalité limitée[81] liée à la fois à l'absence de cohérence inhérente au discours scientifique, à l'usage que le politique en fait pour des fins clientélistes et au gap d'ignorance que cela révèle entre ce que l'on sait du Covid-19 et ce que l'on ne sait pas, ce que l'on peut ou non démontrer, puis entre ce qui est factuel et supposé. L'écart

---

[81] La rationalité limitée développée par le prix Nobel d'économie Herbert Simon est une critique de la rationalité pure et parfaite des modèles économiques néoclassiques initiés par Léon Walras. Elle suggère, contrairement à la rationalité pure et parfaite, que les choix des Hommes ne sont pas linéaires (ils peuvent changer d'un moment à un autre, d'un contexte à un autre), que les Hommes n'ont pas une vision synoptique (complète et parfaite) de l'ensemble des choix possibles et que, très souvent, les Hommes ne font pas le choix optimal (le meilleur de tous les choix, comme le ferait Dieu aux capacités cognitives illimitées) mais un choix satisfaisant. Voir Simon, H. (1972), « Theories of bounded rationality », dans C. B. McGuire et R. Radner (eds), *Decisions and Organizations*, Amsterdam, North Holland, pp. 161-176.

entre la rationalité illimitée (parfaite ou démiurgique) et la rationalité limitée (réaliste) est comblé par les mesures coercitives du pouvoir exécutif qui met ainsi sous le tapis l'étendue de notre ignorance sur le Covid-19 au lieu de les soumettre au débat contradictoire. D'où le fait que la raison transcendantale des citoyens pousse parfois plusieurs d'entre eux à ne pas se faire vacciner une fois que les données scientifiques se révèlent au-delà du sensible et des connaissances concrètes qui affectent le souci de soi, c'est-à-dire leur rationalité pathique de laquelle dépend leur santé.

Le sensible, le normatif et l'axiologique se révèlent donc fondamentaux dans l'écart comportemental et discursif entre le système (scientifiques, politiques, l'économique et leurs discours) et de nombreux citoyens dont les mondes vécus[82] construisent des rationalités pathiques auxquelles l'État de droit doit donner un destin politique. De nombreux États ont plutôt choisi la répression via l'imposition concrète ou sournoise du pass vaccinal valant exclusion de certains espaces publics à ceux qui ne sont pas vaccinés et/ou ne le souhaitent pas. Il naît ainsi à travers le monde, et notamment en Europe, un ordre vaccinal qui correspond au bon ordre social mis en place par les bons citoyens contrairement à un désordre social mis en place par les non-vaccinés assimilés à de mauvais citoyens susceptibles de mettre l'ordre sanitaire à l'envers. De cette nouvelle citoyenneté sanitaire émane un dualisme sociopolitique composé d'une nouvelle majorité sociopolitique constituée des populations vaccinées, très souvent majoritaires en Europe, et d'une minorité sociopolitique constituée de la frange minoritaire des non-vaccinés. La majorité

[82] Habermas, J. (2002), « Valeurs et normes. À propos du pragmatisme kantien de Hilary Putman », dans P. Rochlitz (dir.), *Habermas : l'usage public de la raison*, Paris, PUF, pp. 199-236.

sociopolitique accepte le mouvement et le risque (le fait de se vacciner plusieurs fois contre le Covid-19) alors que la minorité sociopolitique refuse l'incertitude des vaccins. La société pandémique moderne se présente ainsi comme une société où mouvement, risque et incertitude, trois caractéristiques de la modernité[83], engendrent une forme de désordre parce que les citoyens ne les apprécient pas de la même façon. Il en découle deux réponses divergentes : le oui au vaccin pour les uns et le non au vaccin pour les autres. D'un côté des optimistes du mouvement et du risque, de l'autre, des pessimistes du mouvement et du risque.

De cette réalité duale et antagonique découlent trois phénomènes qui induisent la violence en société pandémique moderne. D'un côté, une angoisse d'incomplétude de la majorité vaccinée liée au fait qu'elle enrage du fait qu'elle est empêchée de réaliser *une société sanitairement pure* (totalement vaccinée) à cause d'une *minorité d'impurs* (les non-vaccinés)[84]. D'un autre côté, une insécurité sociopolitique de la minorité des non-vaccinés qui se sentent menacés et invectivés par la majorité des vaccinés. Et, enfin, le narcissisme des petites différences qui, en Europe, prend les figures d'hommes et de femmes qui sont vaccinés mais sont contre l'obligation vaccinale, d'hommes et de femmes vaccinés mais contre le pass vaccinal, de couples vaccinés qui refusent de vacciner leurs enfants, de couples vaccinés qui vaccinent aussi leurs enfants, d'hommes et de femmes non vaccinés mais qui ne sont pas contre les vaccins, d'hommes et des femmes non vaccinés et contre les vaccins...

---

[83] Balandier, G. (1988), *Le désordre. Éloge du mouvement*, Paris, Fayard.

[84] Appadurai, A. (2007), *Géographie de la colère : la violence à l'âge de la mondialisation*, trad. Fr. Bouillot, Paris, Payot.

La violence provient non seulement du positionnement divergent entre majorité vaccinée et minorité non vaccinée, mais aussi et surtout du fait qu'alors que la majorité vaccinée compte sur son grand nombre pour imposer sa logique à la minorité non vaccinée, celle-ci compte sur l'impact et l'organisation de ses actions pour sortir de son insécurité sociopolitique et économique : une stratégie de masse de l'action s'affronte donc à une stratégie d'impact et d'organisation des actions. Il en résulte que la société pandémique moderne est une sorte de fascisme sanitaire tant par l'omniprésence dans sa logique d'une exigence vaccinale totale (doses successives et sans limite scientifique de vaccins) qui véhicule *un rêve de pureté des corps* (police des corps) que par son souci d'imposer à la minorité de citoyens non vaccinés l'ordre vaccinal de la majorité vaccinée : le fascisme n'interdit pas, il oblige[85].

Sans possibilité de dialogue, de pratiques de justification et de *bridge social capital* entre des groupes sociaux aux rationalités semi-autonomes et limitées, le tâtonnement des scientifiques entraîne le tâtonnement des politiques qui suscite le doute/la défiance des citoyens. Tout cela, soutenu par la multiplication des variants et l'immunité passagère que procurent les « vaccins », débouche sur une crise de la rationalité dont les indices sont la dualisation des sociétés occidentales entre vaccinés et non-vaccinés, entre scientifiques interdits des médiats publics et scientifiques autorisés, entre médecins qui appliquent le traçage numérique des citoyens et ceux qui trichent en accordant de faux certificats de vaccination[86]. La société pandémique moderne

---

[85] Barthes, R. (1977), *Leçon inaugurale prononcée au Collège de France le 7 janvier 1977*, Paris, Seuil.

[86] RTBF INFO, novembre 2021, « Un médecin a produit 2000 faux certificats de vaccination en Wallonie. Il risque une peine de prison et la radiation ». En France,

révèle ainsi l'urgence de l'approfondissement de l'État de droit par une invention de passerelles entre groupes sociaux semi-autonomes et aux rationalités limitées afin de l'équiper contre des dissensions comportementales qui semblent aller croissant au fur et à mesure où des mondes vécus différents se multiplient suite au processus de différenciation sociale induit par la modernité. La « main invisible » d'Adam Smith n'opère plus en pareilles situations car sans base normative et axiologique identique on ne peut plus être altruiste malgré soi, c'est-à-dire en étant égoïste et excellent dans la seule poursuite de la maximisation de son utilité individuelle.

Une autre modernité, celle vécue et/ou en gestation au sein des pays africains, rencontre la même crise de rationalité. En Afrique, non seulement la rationalité théocratique demeure plus forte et plus répandue que la rationalité scientifique, mais aussi les Africains, moins touchés par l'épidémie en termes de décès, pensent majoritairement, et cela en tenant compte des chiffres nécrologiques du Covid-19 en Occident, que c'est une maladie de « Blancs » qui tue d'abord massivement les « Blancs ». Ils ne tiennent pas compte du fait qu'elle a fait des ravages dans la communauté afro-américaine aux États-Unis. Signe qu'anthropologiquement le chromatique est moins ce qui fait le « Blanc » en Afrique que les codes culturels occidentaux.

La crise de la rationalité dans la modernité africaine est donc moins le fruit des savants discordants, des politiques incohérents, des manifestations anti-pass sanitaire et anti-vaccins qu'un doute général sur les bonnes intentions des « vaccins » occidentaux, sachant que de nombreux leaders politiques occidentaux accusent

---

140 000 faux pass sanitaires délivrés ont été recensés au mois de décembre 2021 d'après la chaîne de télévision LCI, le 13 décembre 2021.

la démographie africaine d'être à la fois la cause du réchauffement climatique et des vagues migratoires qui insécurisent la civilisation occidentale. Suivant les travaux de Robert Putnam[87], on se rend compte qu'alors que c'est la différenciation sociale et le multiculturalisme qui font diminuer la confiance entre Occidentaux suite à la multiplication de groupes sociaux aux mondes vécus divergents, c'est le décalage abyssal de développement entre l'Occident et l'Afrique qui fait baisser la confiance que les populations africaines accordent aux vaccins venus d'Occident. Les Africains, accusés par un certain discours occidental de remplir la terre comme un œuf, pensent que les « vaccins » officiels contre le Covid-19 poursuivent officieusement un programme parallèle inavoué de réduction scientifique de la population africaine. Ce n'est donc pas seulement l'inaccessibilité des populations africaines aux « vaccins » qui est le problème à résoudre par la communauté internationale, mais aussi le fait que les populations africaines soupçonnent les Occidentaux de vouloir réduire scientifiquement le rythme de croissance de la démographie africaine. Situation qui entraîne une baisse de la performance des politiques sanitaires au niveau global. Preuve que la société pandémique moderne est le révélateur qu'un écart de développement toujours grandissant entre le Nord (comme lieu d'une vie désirable) et le Sud (comme lieu d'une vie indésirable) entraîne une baisse des performances des institutions globales non uniquement à cause des carences des pays du Sud, mais aussi à cause de la baisse de confiance entre le Nord, le Sud et entre leurs populations au point de créer une crise mondiale de la rationalité. Le décalage des conditions de vie entre

---

[87] Thiébault, J.-L. (2003), « Les travaux de Robert D. Putnam sur la confiance, le capital social, l'engagement civique et la politique comparée », *Revue internationale de politique comparée*, vol. 10, n° 3, pp. 341-355.

ces deux ensembles, malgré leur hétérogénéité interne, devient aussi irrationnel que la discordance de la façon dont ils s'analysent et se considèrent l'un l'autre. Situation qui entame lourdement des combats connexes à la lutte contre les pandémies comme la question climatique une fois que de nombreuses analyses font ouvertement penser que c'est plus la population africaine qui est le problème dans le projet de construction des écosystèmes humains durables plutôt que l'industrialisation lourde de l'Occident et l'extractivisme capitaliste depuis le XVe siècle.

On se rend compte, finalement, que la société pandémique moderne comme crise de la rationalité est, tant au Nord qu'au Sud, un discours sur la modernité, un signe des temps modernes et donc un mythe au sens de Roland Barthes[88]. Dès lors, les « vaccins » sont des paroles et des signes sur notre santé et désormais sur notre citoyenneté en fixant dorénavant les rapports et les limites entre le normal et l'anormal, l'obéissant et le rebelle, l'interdit et l'autorisé, le savant, le politique et le populaire. Les vaccins pour tous et imposés à tous sont aussi l'incarnation du rêve mythologique d'un Homme éternel, sain de corps et d'esprit. Ils jouent le rôle de l'eau bénite à l'encontre des démons... Ils sont donc des mythes, c'est-à-dire des intentions historiques que les pouvoirs publics et scientifiques veulent naturaliser. Ce sont des contingences que les pouvoirs publics veulent rendre éternelles par la succession infinie de doses dont le nombre est en corrélation positive avec la multiplication des variants et la baisse tendancielle dans le temps de leurs effets immunisants. Ici, le mythe devient la réalité et fait oublier que le vaccin est un rapport de pouvoir entre le discours du savant, le discours du politique et

---

[88] Barthes, R. (1957), *Mythologies*, Paris, Seuil.

ceux du populaire sur la santé publique et la santé personnelle. Cela explique que le vaccin soit un lieu de conflits car la santé est un phénomène politique où le scientifique ne peut aisément supplanter le pathique. Le vaccin est la matérialisation scientifique de l'hégémonie du discours savant sur le discours populaire par rapport aux corps, à la maladie et au bien-être.

Par conséquent, guérir la société moderne de la pandémie de Covid-19 nécessite peut-être un effort collectif de sortie de ses mythes du quotidien afin de retrouver ses réalités intangibles où se nichent ses vraies maladies et ses vrais malades. Une de ces maladies est mythologique mais bien réelle car, comme le présentait déjà le philosophe Pascal, la raison humaine traîne une sorte de malédiction originelle ; car elle est bien à la base du monde non durable actuel, dont la société pandémique moderne est la photographie d'une des crises majeures. Cette malédiction originelle est de mener l'Homme à sa déchéance et à son expulsion du monde de l'assistanat, c'est-à-dire, étymologiquement, d'un monde où un Être suprême est bienveillant envers lui en tout point sans autre contrepartie que de se faire accepter comme Dieu. Une deuxième maladie moderne, liée à la première, est que cette raison génère de nouveaux problèmes contemporains réels au fur et à mesure qu'elle se renforce et étend nos connaissances du monde et des choses. Nous pouvons, à titre d'exemple, souligner le fait que les avancées technologiques nécessitent non seulement une consommation supplémentaire d'énergies pour qu'elles puissent voir le jour, mais permettent aussi d'exploiter les ressources naturelles qui étaient inexploitables avant l'avènement de ces avancées technologiques. Le pétrole des fonds marins, inexploitable il y a quelques années, l'est aujourd'hui grâce à de nombreuses nouvelles technologies dont la production est elle-même énergivore. Une troisième maladie est que l'Homme pandémique est un cas exemplaire de l'Homme moderne azimuté dans un univers rationnel diffracté dont il est principalement l'auteur.

Homme, informations, systèmes et crises : le fonctionnalisme luhmannien n'est pas à la hauteur des enjeux mondiaux de la société pandémique moderne

La société pandémique moderne fait partie de la nouvelle modernité. Celle qui devient elle-même un risque et est génératrice de risques dans son fonctionnement quotidien. Cette nouvelle modernité, société complexe et hautement différenciée, Niklas Luhmann en fait une lecture particulière. Une lecture qui, non seulement renoue avec l'abstraction socratique ou néosocratique du ciel des idées pures que l'on retrouve en économie néoclassique, mais aussi qui coupe tout lien avec et entre l'anthropologie et la cosmologie. Pire encore, si l'anthropologie et la cosmologie deviennent évanescentes avec David Ricardo pour disparaître complètement avec la révolution marginaliste, l'Homme, la crise, les jugements de valeur et les repères émancipateurs disparaissent complètement chez Niklas Luhmann pour laisser la place aux procédures et aux communications anonymes et vides de sens qu'exige le fonctionnement des systèmes autonomes qui entrent en irritation dès la moindre interférence avec d'autres.

Le paradigme luhmannien est en fait une tentative de rupture d'avec la sociologie classique à la fois dans la lecture des principes d'organisation dans les sociétés hautement complexes et différenciées, mais aussi dans leurs fondements épistémologiques et doctrinaux[89]. D'après Luhmann, la tradition sociologique qui part de Karl Marx jusqu'à Habermas utilise des instruments analytiques, une épistémologie et des doctrines qui, non seulement sont incapables de lire avec pertinence les sociétés complexes et hautement différenciées, mais aussi proposent des solutions complètement inopérantes et surannées. Un point central de la divergence de lecture entre la sociologie classique et Niklas Luhmann est l'extension au droit, à la politique et à l'État du caractère autorégulateur que Karl Polanyi[90] constate dans l'économie en général et le marché en particulier. Est-ce une anomalie de la modernité que de faire disparaître la société et les individus du fonctionnement des États, du droit et du marché, comme le pense la sociologie classique, ou alors est-là l'expression même/authentique de la modernité, comme le pense Luhmann ?

Un autre point de divergence apparaît concernant le destin politique à accorder aux divergences entre mondes vécus et systèmes en suivant le lexique habermassien. Faut-il chercher des zones de dialogue entre pro-vaccins et anti-vaccins par exemple dans la société pandémique moderne ? Habermas répondrait oui par l'agir communicationnel comme confluence et lieu de raccrochage dynamique entre plusieurs rationalités en conflits. Luhmann penserait que cela est une impossibilité pratique car un tel objectif reviendrait à vouloir réguler la société pandémique moderne du XXIe siècle avec les recettes du XVIIIe siècle alors que l'idée de décrochage entre mondes vécus et systèmes est caduque dans les sociétés complexes et hautement différenciées.

---

[89] Luhmann, N. (1999), *Politique et complexité : les contributions de la théorie générale des systèmes*, éd. et trad. J. Schmutz, Paris, Cerf.

[90] Polanyi, K. (1983), *La grande transformation : aux origines politiques et économiques de notre temps*, trad. C. Malamoud et M. Angeno, Paris, Gallimard.

Le dernier point de divergence est l'entendement de la pensée critique. Dans la tradition de l'école de Francfort, la critique reste liée à une crise et à des propositions de sortie alors que chez Luhmann elle est dépouillée de toute idée émancipatrice ou de (ré)enchantement du monde pour devenir une pure et simple opération de lecture de la lecture, c'est-à-dire une seconde lecture d'une première lecture avec la seconde qui joue un rôle de questionnement critique de la première[91].

Cette approche de la critique rejoint ainsi les conditions de premier ordre et les conditions de second ordre de l'économie néoclassique dans le jugement de l'optimalité des paramètres grâce à des équations d'optimisation sur base d'une rationalité instrumentale qui n'a que faire des valeurs, des questionnements sur le sens et de la construction commune de normes. Comme en économie néoclassique, le résultat est le même : la disparition des Hommes et de la société puis le renforcement du désenchantement du monde dont parle Max Weber. La question fondamentale à laquelle nous tentons de répondre est celle de savoir si le paradigme luhmannien est, comme il le prétend, mieux à même de rendre compte des enjeux cruciaux de la nouvelle modernité. En d'autres termes, est-il à la hauteur des enjeux communs du monde contemporain liés à la construction des écosystèmes humains durables, sachant que le Covid-19 est le signe d'une durabilité de plus en plus précaire des écosystèmes humains ?

Notre argumentation prend pour terrain la société pandémique moderne pour réfuter le paradigme luhmannien tout en montrant son caractère irresponsable et pro-libéralisme dans un monde au

---

91 De Munck, J., 2020, « Crise et critique. Les métamorphoses d'un vieux couple », dans *Dial.pr, Research Publications*, Louvain-la-Neuve (UCL).

bord du précipice climatique. À cet effet, notre hypothèse de travail, pour fonder un nouveau paradigme, revient à soutenir, contrairement à Niklas Luhmann, qu'il existe une intrication fonctionnelle et substantielle entre les systèmes, les Hommes, les sociétés et le cosmos : c'est ce que nous appelons le Système Universel d'Informations (SUI), dont les preuves philosophiques et matérielles sont abondantes dans la pensée de plusieurs grands esprits.

En effet, Aristote, contrairement au ciel des idées de Platon que rejoint Niklas Luhmann, explique le monde des idées et de la connaissance sous une forme vitale qui établit un continuum entre l'Homme, le Covid-19 et toute la vie organique. Ernst Cassirer nous rappelle la pensée d'Aristote en ces termes :

> « Dans la nature comme dans la connaissance humaine, les formes supérieures se développent à partir des formes inférieures. Perception sensible, mémoire, expériences, imagination et raison sont toutes unies par un même lien ; ce sont simplement les expressions d'une seule et même activité fondamentale qui trouve sa plus haute perfection en l'homme, mais dont on peut dire que tous les animaux et toutes les formes de la vie organique y ont part[92]. »

Thomas Hobbes dans le *Léviathan* renchérit dans la même direction en montrant que tout est corps et sujet à des mutations comme le Covid-19 :

> « Le corps, en son acception la plus générale, signifie ce qui remplit, ou occupe un lieu précis, ou une place imaginée, et ne relève pas de notre imagination, mais est une partie de cela que nous appelons univers. En effet, l'univers étant

---

[92] Cassirer, E. (1975), *Essai sur l'Homme, op. cit.*, p. 15.

l'agrégat de tous les corps, il ne s'y trouve pas de partie réelle qui ne soit aussi un corps, ni une chose quelconque qui soit proprement un corps et ne soit aussi une partie (de l'agrégat de tous les corps) l'univers. De même, c'est parce que les corps sont sujets aux changements, c'est-à-dire à varier leur apparence relativement à la sensation de créatures vivantes, qu'un corps est aussi appelé substance, c'est-à-dire sujet à une variété d'accidents[93]. »

Philippe Descola, anthropologue souligne :

« Seul l'Occident moderne s'est attaché à classer les êtres selon qu'ils relèvent des lois de la matière ou des aléas des conventions. L'anthropologie n'a pas encore pris la mesure de ce constat : dans la définition même de son objet – la diversité culturelle sur fond d'universalité naturelle –, elle perpétue une opposition dont les peuples qu'elle étudie ont fait l'économie.

Peut-on penser le monde sans distinguer la culture de la nature ? Mon enquête met en évidence quatre façons d'identifier les "existants" et de les regrouper à partir de traits communs qui se répondent d'un continent à l'autre : le totémisme, qui souligne la continuité matérielle et morale entre humains et non-humains, l'analogisme, qui postule entre les éléments du monde un réseau de discontinuités structuré par des relations de correspondances ; l'animisme, qui prête aux non-humains l'intériorité des humains, mais les en différencie par le corps ; le naturalisme qui nous rattache au contraire aux non-humains par les continuités matérielles et nous en sépare par l'aptitude culturelle. La cosmologie moderne est

[93] Hobbes, T. (2000), *Le Léviathan* [1651], éd. et trad. G. Mairet, Paris, Gallimard, p. 4.

> devenue une formule parmi d'autres. Car chaque mode d'identification autorise des configurations singulières qui redistribuent les existants dans des collectifs aux frontières bien différentes de celles que les sciences humaines nous ont rendues familières[94]. »

De nos jours, Nassim Haramein, l'un des plus grands physiciens du XXIe siècle, et Yuval Noah Harari[95], historien de réputation mondiale, confirment, non seulement que « tout est dans tout », mais aussi que « les grandes choses sont faites de petites choses ». Pour ces deux auteurs, la physique est dans la chimie, la chimie est dans la physique et leurs combinaisons donnent la biologie dont l'évolution montre l'apparition de l'Homo sapiens à l'origine de la civilisation humaine il y a près de 70.000 ans. Les deux auteurs, sans concertation, réussissent ainsi à unifier la physique quantique qui étudie l'infiniment petit et la cosmologie qui étudie l'infiniment grand[96]. La théorie de l'Univers unifiée montre que le vide n'est pas vide car chargé de champs magnétiques au sens d'énergies et/ou d'informations. Ces informations font un va-et-vient permanent entre tous les éléments de l'Univers du subatomique (photons)[97] à l'infiniment grand (galaxies) et mettent en place des ordres complexes d'échanges et d'états de matière et des émotions aux côtés desquelles la complexité au sens luhmannien est une approche à la fois pauvre et fausse étant donné que l'autonomie des systèmes que soutient Luhmann

---

[94] Descola, P. (2005), *Par-delà nature et culture*, Paris, Gallimard, quatrième de couverture.

[95] Harari, Y. N. (2015), *Sapiens. Une brève histoire de l'humanité*, trad. P.-E. Dauzat, Paris, Albin Michel.

[96] Haramein, N. (2012), *L'univers décodé ou La théorie de l'unification*, Saint-Zénon (Québec), Courteau.

[97] Les photons sont des particules de lumière.

devient impossible : ce n'est pas parce qu'un système se croit/pense autonome qu'il l'est réellement dans l'univers.

En effet, tout est dans tout, étant donné que toute l'information de l'Univers est présente dans chaque atome et dans chaque élément subatomique. Or nos cellules sont faites d'atomes et notre corps est constitué à 99,9999 pour cent d'un vide rempli de champs informationnels. Voici un exemple de complexité connectée et substantielle qui échappe à Niklas Luhmann : un Homme est fait de 100 000 milliards de cellules. Il est, pour cela, d'une incroyable complexité dans l'échange d'informations. Chacune de ces 100 000 milliards de cellules qui constituent un Homme est faite de 100 000 milliards d'atomes... Le niveau de complexité de ce que c'est qu'un Homme est ainsi si élevé et vertigineux que celui d'une société devient inimaginable si on tient compte des échanges d'informations entre les Hommes en son sein, entre elle et d'autres sociétés, entre toutes les sociétés et entre toutes les sociétés et l'Univers. C'est le délai d'information d'un atome à un autre qui donne l'illusion de la déconnexion. Cet ordre du SUI relie par exemple l'Homme au Covid-19 comme l'infiniment grand à l'infiniment petit. C'est cet ordre que la civilisation capitaliste désorganise en hypothéquant la construction des écosystèmes humains durables, même si les dangers qui en découlent le sont uniquement par rapport aux humains, étant donné que les flux et reflux incessants d'informations entre l'infiniment petit et l'infiniment grand génèrent des états du monde qui, en eux-mêmes, ne sont que des états de la matière différents d'autres états de la matière sous d'autres flux et reflux permanents d'informations. C'est donc aux humains de résoudre leurs problèmes, car l'absence de durabilité des écosystèmes n'est pas un problème pour l'Univers mais uniquement pour les Hommes qui souhaitent continuer à habiter décemment la terre.

En outre, suivant ce SUI, étudier la matière est plus porteur en s'intéressant aux 99,9999 pour cent de vide dont elle est constituée tant dans l'infiniment grand que dans l'infiniment petit, qu'en étudiant les 0,0001 pour cent que nous pouvons parfois voir et toucher. Il en découle, en supposant que les systèmes de Luhmann soient autonomes (et donc qu'il y ait, pour des besoins de fonctionnement autonome, de l'espace incompressible entre eux pour éviter frictions, contamination et irritations inconfortables), que c'est cet espace qui est important car on y trouve 99,9999 pour cent d'informations qui relient des systèmes qui, par conséquent, ont une illusion d'autonomie étant donné que tous les systèmes sont reliés les uns aux autres par ledit espace incompressible, c'est-à-dire par un champ d'échanges permanents d'informations qui vont et viennent entre tous les niveaux de la matière et influent sur nos émotions, consciences et comportements.

Une autre conséquence de ces recherches rejoint la conclusion de Lavoisier : rien ne se perd, tout se transforme. Chaque Homme peut changer de forme de vie suite à un autre ordre quantico-cosmologique qui se mettrait en place suite à des échanges d'informations différentes. Être malade du Covid-19 devient donc un nouveaux flux et reflux d'informations qui entraîne chez les humains un état dysfonctionnel/pathologique au sens de Canguilhem (la maladie), état duquel le vaccin veut nous sortir en introduisant d'autres informations/énergies dans notre organisme qui, en bloquant la maladie, nous mettent dans un autre état de matière et d'émotions qui peut être la mort ou la guérison (le normal).

Dans la mesure où Luhmann, quelle que soit son intelligence, n'a que ses sens, et sachant que ceux-ci ne voient et ne comprennent presque rien des flux et des reflux d'informations dont nous parlons, une décentralisation anthropologique de l'approche du système complexe semble nécessaire. Cela parce que la complexité au sens de Luhmann est anthropocentrée et donc négligeable par rapport à la connectivité universelle entre cosmologie, physique quantique et anthropologie. Nous vivons dans un champ électromagnétique avec une information infinie en chacun de ses points qui communiquent par des trous de ver qui connectent l'espace-temps. Le SUI confirme donc qu'il existe une intrication fonctionnelle et substantielle entre les systèmes, les hommes, les sociétés et l'Univers depuis leurs plus petites composantes jusqu'aux plus grandes. Que les vaccins contre le Covid-19, et cela est scientifiquement prouvé, transmettent une nouvelle information au Covid-19 à partir des Hommes vaccinés, et que cela change la nature du virus et entraîne la naissance de variants qui reviennent chez l'Homme et nécessitent de nouveaux vaccins ou des doses de rappel des mêmes vaccins, devient ainsi très clair. Aucun système ne peut prétendre à l'autonomie au sein du SUI, qui fait de tout une variable endogène, ce que confirme l'intuition marxienne suivant laquelle les sciences de la nature embrassent les sciences de l'Homme et les sciences de l'Homme les sciences de la nature[98].

L'intrication matérielle, informationnelle et substantielle que nous venons de montrer au niveau universel peut aussi se démontrer au niveau terrestre et humain grâce à la société pandémique moderne à travers sa dimension mythico-anthropologique, institutionnelle et internationale (notamment à travers les rapports Nord/Sud).

Placer le curseur sur la dimension mythico-anthropologique de la société pandémique moderne montre que la rationalité

---

[98] Morin, E. (2021), « Le propre des idéologies est d'être closes », *Les grands entretiens, Le Magazine littéraire*, Paris.

instrumentale du paradigme luhmannien renforcerait, si elle avait été la règle en société pandémique moderne, les conséquences du péché originel. En faisant du religieux et de son univers mythologique un système autant autonome et spécialisé que les autres, Niklas Luhmann renforce la chute mythologique de l'Homme judéo-chrétien et les conséquences qui s'ensuivent parce qu'il promeut une raison instrumentale démiurgique. Cela n'améliorerait pas le sort de l'Homme judéo-chrétien car la lecture du *Léviathan* de Thomas Hobbes montre que le fondement du péché originel, et notamment de la crise, est le désir de connaissance par soi-même dont le moteur est la raison. Celle-ci devient purement instrumentale chez Luhmann étant donné l'autoréférentialité de ses systèmes. De ce fait, la rationalité instrumentale de Luhmann, en entendant le modèle luhmannien comme une lecture extrémiste de Max Weber, entraînerait que le résultat du péché originel s'incarne aujourd'hui dans un Covid-19 qui, dans un monde dépouillé de valeurs transcendantales, ne pourrait plus s'adosser sur une rationalité substantielle pour interroger sa marche et les logiques des systèmes. Il en résulterait un pandémisme comme système d'action, de pensée et de régulation tout aussi autonome que les autres systèmes luhmanniens. Le mal et la mort qui en découlent ne seraient dès lors que les conséquences logiques et normales des effets des systèmes autonomes sur les sociétés qui n'existeraient plus que via leurs pages nécrologiques, fruit des ajustements rationnels des systèmes autonomes. La rationalité instrumentale garantirait ainsi l'ajustement inter-systémique par la mort ou la survie des Hommes et entérinerait le jugement hobbésien que la raison instrumentale est effectivement le moteur d'un péché originel dont le salaire est la mort de l'Homme, la souffrance et le mal non naturel. Il n'en a rien été, car le pandémisme est moins devenu un système autonome par rapport aux autres systèmes qu'un envahissement de tous les systèmes par les mesures anti-Covid-19. Le fait que des citoyens aient par exemple porté plainte contre l'État et certains ministres en France pour homicide involontaire montre que des systèmes autonomes ne sont pas seulement une pure vue de l'esprit, mais aussi des dangers pour la démocratie et l'État de droit. Les Hommes et la société sont donc toujours là et primordiaux malgré Luhmann.

En effet, l'une des conséquences du paradigme luhmannien est une absence de société puisqu'il y a une absence d'Hommes assimilés à l'environnement d'un système comme le sont les autres systèmes. Les questions de la liberté, de la participation et de l'action sont donc obsolètes et n'ont plus aucun sens ni portée dans l'analyse des sociétés complexes et hautement différenciées. La société pandémique moderne est une réfutation totale d'un tel résultat. L'Homme est toujours là. Ce ne sont pas des systèmes autoréférentiels qui ont été confinés ou vaccinés mais bien des Hommes d'os et de chair et des sociétés. Une mesure barrière comme le *social distancing* est d'ailleurs un aveu de reconnaissance des liens sociaux au moins géographiques entre les Hommes au sein de ce que Luhmann appelle les sociétés complexes. Il en découle que les premiers liens entre les systèmes prétendument autonomes et autoréférentiels dont parle Luhmann sont les Hommes et la société. Au mieux, cela transforme les systèmes autonomes et autoréférentiels de Luhmann en pures illusions théoriques qui ne font pas le poids devant le pandémisme systémique (dysfonctionnements à la chaîne des systèmes à cause du virus) qu'a révélé la société pandémique moderne.

D'après Luhmann, chaque système est un « systémisme » issu de son système et chaque « systémisme » est autonome par rapport aux « systémismes » des autres systèmes. L'économie est un économisme, la politique un politisme, la science un scientisme, le juridique un juridisme et le social un socialisme. Ainsi, non seulement chaque système aurait continué son fonctionnement autonome sans tenir compte des autres, mais aussi, le pandémisme, au sens de généralisation des orientations antipandémiques des comportements individuels et collectifs et des politiques dans de nombreux domaines, devrait être exogène au fonctionnement des autres systémismes. Mais c'est plutôt l'économique, le politique et le scientifique qui sont par exemple devenus des variables endogènes du pandémisme qui, ainsi, devient une variable exogène aux différents systèmes. Il en découle qu'en limitant l'environnement d'un système aux individus et aux autres systèmes, Luhmann loupe le fait que les systèmes dont il parle sont interdépendants de façon exponentielle lorsqu'on prend en compte l'enjeu de la construction des écosystème humains durables. Le Covid-19, au sens d'alarme sanitaire dans cet enjeu, remet les Hommes, les sociétés et leurs actions au centre de l'analyse sociologique au sein de laquelle l'environnement, au sens écologique et global, devient un macro-lien entre les Hommes, les sociétés et les systèmes. L'enjeu climatique est par exemple un enjeu où le paradigme luhmannien ne peut rien apporter comme solution, étant donné que le climat comme système entraîne un climatisme qui deviendrait aussi un système autonome et différencié des autres. Luhmann, dans une position de conseiller climatique, demanderait de laisser le monde continuer sans aucun modèle de référence normative sur ce qu'on peut entendre par écosystèmes humains durables.

Outre cela, on peut relever le fait que les systèmes, contrairement à ce que pense Luhmann, sont constitués d'institutions au sens de cristallisation de rapports sociaux qui régulent les rapports entre acteurs puis entre acteurs et ressources. En tant que formes organisées du fiduciaire, du socio-politique, de l'économique, du juridico-politique et de la culture, les systèmes ont une dimension matérielle (les choses qui les incarnent), humaine (les Hommes), cognitive (les savoirs et connaissances qu'ils construisent et véhiculent), imaginaire (projection d'un monde) et symbolique (discours). Dans la mesure où les systèmes luhmanniens ne tombent pas du ciel mais sont bien le résultat du travail des Hommes, les premiers liens entre les systèmes sont les Hommes qui les mettent en place et les font fonctionner. Pour Talcott Parsons, maître de Luhmann, il y a totalisation possible de la société avec l'idée d'un système des systèmes et que les systèmes eux-mêmes peuvent être constitués de sous-systèmes. Luhmann pense plutôt qu'il y a des systèmes qui se différencient et se distinguent par leur capacité à faire des différences. Le point de vue de Luhmann est différentialiste mais pas unificateur parce que Luhmann n'a pas connaissance des flux d'informations quantico-cosmologiques entre la dimension matérielle des systèmes, la dimension humaine et la dimension cognitive. Pour Luhmann, la mondialisation n'est pas une uniformisation mais une différenciation alors que le pandémisme mondial a, pendant deux ans, montré que l'uniformité en termes de vulnérabilité humaine a été plus la règle et la différenciation l'exception face au Covid-19. Si nous prenons en compte l'économie géographique au sens de l'étude de la localisation des activités économiques dans l'espace depuis l'approfondissement de la mondialisation économique et de la géoéconomie entendue comme rapports complexes entre États, multinationales et marchés, Luhmann semble avoir raison car les travaux dans ce domaine montrent une différenciation polarisée et/ou polarisante entraînée par la mondialisation économique. C'est-à-dire que les centres (les régions riches) se renforcent comme centres et les régions pauvres (les périphéries) se renforcent comme périphéries. Mais ce résultat montre aussi une homogénéisation polarisée du monde entre riches et régions riches d'un côté, puis pauvres et régions pauvres de l'autre. Il en résulte que la mondialisation entraîne plus une dynamique homogénéisante de la structure inégalitaire du monde qu'une différenciation de cette structure inégalitaire. Luhmann a cependant complètement tort lorsqu'on met en lumière le fait que l'homogénéisation fondamentale qu'entraîne la mondialisation est l'harmonisation des conditions mondiales de l'accumulation capitaliste à travers une territorialisation des droits de propriété économique de laquelle découle une dépolitisation des enjeux vitaux comme ceux liés aux vaccins contre le Covid-19. Dans la mesure où une telle dynamique n'est pas neutre étant donné qu'elle est le résultat de stratégies d'acteurs capitalistes multinationaux dont le but est de faire des profits au détriment du bien-être des sociétés, le système-monde ne peut se hisser au niveau des enjeux de durabilité des écosystèmes humains que s'il est contraint par l'action d'autres acteurs misant sur des valeurs de solidarité et de partage équitable des ressources mondiales. L'autonomie d'un système-monde sans une telle contre-action axiologique serait une catastrophe. Le temps n'est pas au simple constat des catastrophes mais aussi à la mobilisation des moyens techniques, populaires, politiques, citoyens et managériaux permettant de les éviter.

Toujours selon Luhmann, il n'y a pas de finalité des systèmes car l'histoire elle-même et celle des systèmes sont des incertitudes. Le défi de la construction des écosystèmes humains et durables ne peut donc rien espérer d'un paradigme luhmannien car la crise n'y provoque pas de l'histoire alors que la construction des écosystèmes humains et durables exige des sociétés qu'elles accouchent d'une nouvelle histoire et que les possibilités de sortie des crises comme celle du Covid-19 ne soient plus multiples et aléatoires, comme ce que préconise Luhmann via un simple jeu de systèmes, mais orientées suivant les besoins humains du XXIe siècle. Contrairement à Luhmann, la crise climatique, les perturbateurs endocriniens, la hausse des inégalités, l'essor des populismes et la mondialisation du Covid-19 montrent que la crise est totale et non uniquement partielle.

Par conséquent, l'abstraction à outrance et par passion cynique de Luhmann n'est pas indiquée et n'offre aucun atout face à la recherche de solutions concrètes et réalistes par rapport aux défis de la construction des écosystèmes humains durables. L'autopoïèse sociale des systèmes luhmanniens est très dangereuse et inconséquente dans un monde face à la problématique des écosystèmes durables. L'objectif du monde actuel n'est pas de seulement comprendre comment les systèmes fonctionneraient mais de mettre en exergue comment ils devraient interagir et être intriqués les uns par rapport aux autres et surtout quel type de société et d'écosystèmes ils génèrent face aux défis climatiques, environnementaux et des inégalités.

Si nous prenons en compte les relations internationales, notamment les relations Nord-Sud, celles-ci se présentent aussi comme un système-monde dont Luhmann oublie l'évocation de la complexité complètement différente de la sienne. La modernité, au sens de Niklas Luhmann, est un processus de différenciations fonctionnelles aboutissant à l'érection d'un sujet de droit au sein de systèmes clos, automnes, fonctionnant en parallèle les uns par rapport aux autres, et entretenant des rapports d'irritation devant la complexité de l'environnement (ensemble de problèmes) qui en résulte[99]. Cette conception permet de discuter encore plus

---

[99] Rabault, H. (2014), « Théorie des systèmes. Vers une théorie fonctionnaliste du droit », *Droit et société*, n° 86, pp. 209-226.

amplement de « la modernité insécurisée » dont parlent Pierre-Joseph Laurent et Charlotte Bréda[100], par rapport à la circulation conservatrice, c'est-à-dire sans mobilité socio-économique et politique positive sur le statut des subalternes de la modernisation au sens de développement. Il s'agit d'une des grosses difficultés à surmonter dans l'objectif de construction des écosystèmes humains durables.

En fait, les échecs du développement sont, dans une certaine mesure, des conséquences d'une différenciation fonctionnelle entre l'Occident et les sociétés extra-occidentales. Ces dernières, suivant une division du travail à grande échelle au sens de l'économie-monde[101], sont devenues consommatrices de produits finis face à un Occident producteur de ceux-ci, comme c'est le cas pour les vaccins contre le Covid-19. De cette différenciation fonctionnelle résultent des différenciations statutaires (développés/sous-développés), spatiales et géopolitiques (Nord/Sud) et économiques (riches/pauvres) qu'entraîne le développement comme système clos, c'est-à-dire comme capitalisme occidental, stade final de la modernité économique. Cette étape ultime de la différenciation fonctionnelle n'est rien d'autre qu'un vaste écheveau de circulations diverses qui non seulement insécurisent la modernité occidentale elle-même via une hyper-modernisation qui génère des risques endogènes – ce que Luhmann appelle des irritations entre les systèmes –, mais aussi affecte négativement les sociétés extra-occidentales via des échecs de modernisation et la dissémination anarchique de kystes de modernité occidentale qui déstructurent et restructurent de

---

[100] Bréda, C., et Laurent, P.-J. (2013), *Modernité insécurisée : anthropologie des conséquences de la mondialisation*, Louvain-la-Neuve, Academia.

[101] Wallerstein, I. (2006), *Comprendre le monde. Introduction à l'analyse des systèmes-monde*, Paris, La Découverte.

façon chaotique lesdites sociétés. Qu'est-ce qu'un bidonville africain ou latino-américain si ce n'est un rassemblement d'un ensemble d'effets sociaux, environnementaux et territoriaux, issus de la rupture de kystes de modernité, incapables de répondre tant à la demande populaire d'une vie décente qu'à la demande de confinement de la société pandémique moderne ?

Par conséquent, l'extérieur du développement entendu comme un système clos, c'est-à-dire à la fin de son histoire via le capitalisme occidental, est constitué par les échecs de développement au sens d'une mise en rapport de la modernité occidentale avec les externalités négatives de ses multitudes circulations en régions extra-occidentales. Une de ces externalités négatives est la circulation conservatrice des vaccins contre le Covid-19. Celle-ci suit la voie fléchée du capital rentable et des demandes solvables et évite par exemple l'Afrique où l'accès aux premières doses de vaccins contre le Covid-19 reste problématique alors que le monde occidental était à l'heure de la quatrième dose au moment où nous écrivions ces lignes. Pour Luhmann, comprendre un tel fonctionnement suffirait à comprendre qu'il s'agit là d'un système-monde autonome suivant ses propres intérêts. Un tel fonctionnalisme pour le fonctionnalisme n'est pourtant pas à la hauteur des enjeux car la société pandémique moderne montre que le Covid-19 et ses variants passent du Nord au Sud et du Sud au Nord sans aucun respect de l'autonomie des systèmes luhmanniens. La complexité différente dont nous parlons s'élargit encore plus car les pays du Sud, africains ou latino-américains notamment, vivent une autre modernité où les sociétés traditionnelles (déjà très complexes dans leur organisation) et les sociétés modernes d'inspiration occidentale cohabitent, entrent en conflit, se complètent ou s'ignorent dans le domaine social, politique, économique, juridique ou religieux.

Dès lors, *Le temps et les autres*[102] met en exergue, suivant ce qui précède, un temps commun et deux temps distincts d'une complexité encore plus grande dans les rapports entre l'Occident, les autres et leurs modes de vie : le temps du sous-développement, synonyme de carences, d'arriération, du traditionnel, d'endroits où les circulations induites par le capitalisme occidental ont très souvent eu des effets régressifs sur les statuts sociopolitique et économique des sociétés (absence de vaccins contre le Covid-19), et le temps du développement qui évoque l'abondance, le moderne et le progrès, endroits où les mêmes circulations ont été profitables (présence de vaccins contre le Covid-19). Cela montre que la modernité est moins insécurisée pour l'Occident qu'elle n'est insécurisante pour les Suds, étant donné qu'elle produit le sous-développé et le relègue dans les échecs du développement desquels il ne peut sortir que s'il intègre un système déjà clos et jamais en enrichissant le temps du monde du temps de son monde. La raison développementaliste[103] préserve cette dynamique du « tu me suis ou tu n'existes pas », en préservant le caractère condescendant de la civilisation occidentale sur les autres.

En outre, plus grave encore, cette raison ne dit mot du temps commun, de la co-temporalité des deux temps et de leurs sociétés qui constituent des liens majeurs entre les sociétés complexes et hautement différenciées du Nord et les sociétés complexes et hautement indifférenciées des Suds. Il y a effectivement une co-temporalité entre le temps et les mondes dits développés (vaccinés) et le temps et les mondes dits sous-développés (non-vaccinés) comme il y a une co-temporalité entre vaccinés et non-

---

[102] Fabian, J. (1983), *Le temps et les autres. Comment l'anthropologie construit son objet*, Paris, Anacharsis.

[103] Amougou, T. (2020), *Qu'est-ce que la raison développementaliste ?, op. cit.*

vaccinés au Nord. Celles-ci se traduisent par une complexité des conflits, des mémoires et des violences qui en découlent. C'est très souvent dans la dynamique conflictuelle entre les deux mondes (au niveau interne et international), dans tous les domaines de la vie, que se situe la problématique de l'émancipation réelle qui subsume celle de « la modernité post-consensuelle » des vaccins au Nord et de « la modernité insécurisante » de l'absence de vaccins contre le Covid-19 au Sud. Dans ce cas, le réel qui en sort montre que le monde est un pays sous-développé sur le plan humain, environnemental, démocratique, de la justice économique et de la justice sanitaire (inégalité réelle dans l'accès aux vaccins contre le Covid-19).

La modernité occidentale, malgré la lecture fonctionnaliste de Niklas Luhmann, entraîne très souvent des circulations mues par la seule accumulation du capital. Le résultat en est, le plus souvent, la destruction des territoires et des vies en régions extra-occidentales par préservation au Nord des droits de propriété privée et du capital qui en découle via des brevets rémunérateurs. En être conscient permet de faire le tri entre les types de circulations et leurs effets sur le bien-être des sociétés défavorisées. À titre d'exemple, le capitalisme sanitaire, via l'exaltation des chaînes de valeurs dans le marché pharmaceutique, entraîne une circulation des médicaments hors de portée des populations des Suds, dont les États éprouvent de grosses difficultés d'accès aux traitements, y compris génériques. Le rejet des accords de libre-échange par la société civile mondiale et de nombreuses populations témoigne donc du refus d'une certaine modernité insécurisante, car source d'une circulation aux effets régressifs sur les conditions de vie des populations étant donné que même les forêts où ces populations trouvent des essences médicinales sont détruites par la modernisation foncière. Si les esclaves nègres du XVe au XIXe siècle (commerce triangulaire) et ceux du XXIe siècle dans la Libye post-Kadhafi ont respectivement fait les frais d'une circulation libérale et d'une circulation néolibérale, toutes insécurisantes pour les pauvres exploités par la rationalité instrumentale de la totalité capitaliste en porosité, dans le cas libyen, avec la totalité djihadiste, les Africains sans vaccins aujourd'hui font les frais d'une circulation néolibérale des vaccins anti Covid-19 calquée sur celle des demandes solvables dont la géographie est celle des pays occidentaux alors que ceux-ci, dans un système-monde, sont en interaction avec la géographie de la pauvreté d'où d'autres variants du Covid-19 partent pour l'Occident.

Pandémisme...

La société pandémique moderne est un pandémisme. C'est le phagocytage viral des discours de fin d'année des chefs d'État par un bilan où le Covid-19 est omniprésent. Il en découle une idéologie, des politiques, des gestes du quotidien et des réactions contradictoires d'approbation ou de désapprobation qui fissurent la société moderne et y renforcent le dissensus, le soupçon et la confrontation, dont la mutation suit celle des variants du Covid-19. La société pandémique moderne entre, de ce fait, dans une mutation destructrice d'elle-même comme celle du virus qu'elle combat. Le Covid-19 est donc le moteur structurant de la société pandémique moderne qui devient un pandémisme. Petit exemple. En décembre 2021, le variant omicron fait son apparition, toutes les frontières sont fermées aux États-Unis avec l'Afrique australe. En Belgique, on ferme théâtres, cinémas et écoles, puis on les rouvre quelques jours plus tard, une fois qu'on a l'information que ce variant est plus contagieux mais moins létal que le variant delta. Pendant qu'on y est, Israël annonce la quatrième dose de rappel à ses citoyens et les pays européens en parlent déjà car l'efficacité des vaccins est faible par rapport à Omicron. En Occident, c'est moins la virulence des variants que le nombre de lits disponibles qui détermine le comportement des médecins et des politiques face au Covid-19. C'est donc le néolibéralisme, responsable de la réduction du nombre de lits dans les hôpitaux qui fait du Covid-19 un pandémisme. Cela montre, encore une fois, qu'il n'y a pas de systèmes autonomes.

En effet, d'après Luhmann, nous l'avons déjà signalé, chaque système du monde moderne au sens de société complexe devrait aboutir à un système clos (idéologie autorégulatrice) issu de ce système et autonome aux autres. On devrait donc avoir un pandémisme issu du système sanitaire sans interactions ni avec d'autres systèmes ni avec la société, en supposant que celle-ci existe encore chez cet auteur. La société pandémique moderne dément complètement cela car nous avons un pandémisme comme régulation de toute la société moderne et de tous ses systèmes par la pandémie, ses vagues, ses rythmes et les mesures antipandémiques y afférentes. Le pandémisme est donc un état du monde moderne où l'idéologie sécuritaire ambiante est inspirée de la lutte contre la pandémie, elle-même alimentée par la dangerosité du virus suivant des données pathologiques, nécrologiques, scientifiques, politiques et hospitalières (nombre de lits de réanimations occupés). Le pandémisme traduit le fait que c'est le Covid-19 et les mesures anti-Covid-19 qui deviennent le paradigme central et référentiel des régulations politiques, économiques, juridiques, culturelles, cultuelles et géopolitiques qui gouvernent les sociétés modernes en faisant de celles-ci et de leurs différents systèmes des variables endogènes de la pandémie qui, de ce fait, devient la seule variable exogène de la vie sociale, politique, spirituelle et économique, même si elle demeure endogène par rapport au Système Universel d'Informations (SUI). C'est une société moderne où la pandémie constitue le modèle et les autres systèmes les paramètres du modèle à tel point que tous les systèmes sont impactés par le Covid-19.

L'économique a modifié ses méthodes de fonctionnement et ses règles comme au sein de l'Union européenne où le pacte de stabilité (déficit public pas plus de 3 pour cent du PIB, dette publique pas plus de 60 pour cent du PIB, inflation maîtrisée) a été suspendu autant que Schengen (libre circulation des personnes et des biens entre pays de l'UE) afin de donner plus de liberté d'action aux États. La Banque centrale européenne a baissé ses taux directeurs pour encourager les dépenses publiques en créant une conjoncture keynésienne induisant un faible coût de la dette publique. L'incapacité de nombreux pays industrialisés à produire des masques et des tests de dépistage a montré que le pandémisme remet en lumière l'importance des stocks régulateurs alors que la mondialisation économique semblait signifier l'entrée du monde dans une ère économique où les flux compteraient plus que les stocks. Les stocks sont donc incontournables en société pandémique moderne, où les ménages confinés en ont besoin autant que les États confinés par la fermeture des frontières internationales.

Le pandémisme, c'est aussi les universités, les supermarchés, les administrations, les organisations et les sociétés européennes entrées dans ce qu'on peut appeler un fonctionnement en ligne favorisant grandement l'avènement d'un monde numérique où la contraction virtuelle de l'espace et du temps fait très bon ménage avec les mesures de confinement comme le travail à distance. Cette société à distance et cloisonnée à travers respectivement le *social distancing* et le phénomène des bulles sociales (dans le cas de la Belgique) a fait des relations sociales à la fois des relations antivirales et des relations bullaires (entre bulles sociales) dont l'éclatement est à éviter au risque d'avoir des effets désastreux sous forme de contaminations intra-bullaires et inter-bullaires.

La société pandémique moderne est donc une société où il faut faire société avec une barrière sociale à l'entrée et à la sortie de son espace social représenté par sa bulle sociale fermée et limitée tant en espace qu'en individus. On retrouve ici l'idée de stock social au sens de quantité sociale disponible immédiatement (nombre d'individus en interaction) qui bat en brèche celle de flux social au sens de quantité sociale disponible par unité de temps. Ce dernier aspect désigne la vitesse sociale au sens du nombre d'interactions sociales tissées par unité de temps. Cela fait de la société pandémique moderne une anti-société où le virus se loge dans les relations sociales qui deviennent des relations virales dont le stockage dans un *cloud* inaugure à la fois l'avènement du *social cloud* comme forme sociale digitale des sociétés numérisées et le *cloud* (stock d'informations sanitaires) comme un instrument majeur de la gouvernance algorithmique des sociétés. Ces caractéristiques font de la société pandémique moderne une société à stocks car c'est une société à frontières qui réhabilite les stocks et les rend incontournables dans son fonctionnement : stocks à constituer (masques, tests, vaccins, biens de première nécessité...), stocks à mobiliser (masques, tests, vaccins, biens de première nécessité...) et stocks à écouler (masques, tests, vaccins, biens de première nécessité...). Ici, ce sont les stocks qui font les flux et non les flux qui font les stocks, en contradiction totale avec la mondialisation économique qui vise à construire des sociétés sans frontières et sans stocks mais uniquement avec des flux.

Sur le plan géopolitique, le pandémisme s'est caractérisé par la fermeture des frontières entre États, les conflits sur l'attribution des noms des pays aux variants du Covid-19, l'abandon de cette désignation nationale par l'OMS, la guerre vaccinale entre les vaccins américains, européens, russes et chinois, les affrontements États-Unis/Chine sur l'origine naturelle ou humaine du Covid-19 et le retard de l'Afrique dans la campagne de vaccination. Le pandémisme a fait du Covid-19 la caisse de résonance tant des conflits latents entre grandes puissances que du décalage énorme de développement entre le Nord et le Sud. Il a montré la carence du monde en vraies politiques de solidarité de dimension mondiale.

Le pandémisme, c'est aussi un système juridique durablement installé sur la norme de l'exceptionnalité juridique pour réguler plusieurs domaines de la vie sociale comme la culture, les cultes et le sport. Concernant le sport, le pandémisme s'est manifesté par des rencontres de football sans public, l'arrêt des championnats de football en Europe, le changement de formule de la Ligue des Champions et la volonté de la FIFA d'ajourner, voire d'annuler purement et simplement la Coupe d'Afrique des Nations (CAN) de janvier 2022 au Cameroun à cause du variant Omicron. La déclaration suivante de l'association européenne des clubs de football sur la CAN montre combien la pandémie s'est glissée dans le calendrier des compétitions internationales pour y faire la pluie et le beau temps :

> « En ce qui concerne les protocoles applicables, à notre connaissance, la Confédération africaine de football n'a pas encore mis à disposition de protocole médical et opérationnel approprié pour le tournoi de la CAN, en conséquence, les clubs ne pourront pas libérer de joueurs pour le tournoi. [...] Pour certains clubs qui devraient libérer des joueurs, y compris les clubs anglais et français, des matchs de compétition nationale doivent avoir lieu jusqu'au début janvier et, par conséquent, le

chevauchement avec les dates de la CAN 2022 (avec les sélections pouvant appeler leurs joueurs à partir du 27 décembre) est ingérable. [...] En ce qui concerne les dispositions de quarantaine, il semble très probable que les diverses restrictions affecteront les déplacements depuis et vers les lieux concernés. [...] Pour éviter tout doute, les clubs auront tout à fait le droit de ne libérer aucun joueur pour lequel des restrictions de voyage ou une quarantaine obligatoire s'appliquent[104]. »

S'agissant du tennis, Novak Djocovic, numéro 1 mondial en janvier 2022, a vu son visa pour l'Open d'Australie annulé depuis l'aéroport de Melbourne où il a été mis en quarantaine pour n'avoir pas respecté l'exigence de vaccination signifiée aux joueurs de tennis. Cela a créé un incident diplomatique qui témoigne du fait que le pandémisme fait aussi des relations diplomatiques des relations virales et des mesures antivirales poussant Aleksandar Vučić, président serbe, à déclarer que « les autorités serbes prenaient toutes les mesures nécessaires pour que le mauvais traitement du meilleur joueur de tennis du monde cesse aussitôt que possible ». Ces deux exemples (CAN et Open d'Australie) montrent à suffisance que le pandémisme est un état du monde ou même jouer au football, jouer au tennis ou prendre part à un tournoi dans n'importe quel sport est l'objet d'une régulation pandémique où, très souvent, être vacciné donne accès aux activités sportives quand ne pas l'être fait du sportif une *persona non grata*.

Concernant la démocratie et l'État de droit, le pandémisme s'est caractérisé par une lutte antipandémique qui entraîne les

---

[104] Akouete, I. (2021), « CAN 2021 : le courrier de menaces envoyé par l'ECA à la FIFA a fuité ! », *Niamey.com*, 16 décembre 2021.

démocraties à singer les dictatures dans leurs méthodes de lutte contre le Covid-19. Il est ainsi apparu une nouvelle forme de citoyenneté au sens de citoyenneté sanitaire où les bons citoyens sont les vaccinés et les mauvais citoyens les non-vaccinés : « Les non-vaccinés, j'ai très envie de les emmerder. Et donc on va continuer de le faire, jusqu'au bout. C'est ça, la stratégie[105]. » Parfois, ceux qui refusent la vaccination sont même exclus du statut de citoyen comme dans une interview du président français Emmanuel Macron le 5 janvier 2022 : « Quand ma liberté vient menacer celle des autres, je deviens un irresponsable. Un irresponsable n'est plus un citoyen[106]. »

Le pandémisme est ainsi l'origine de sociétés modernes où c'est le vaccin et être vacciné contre une pandémie qui font d'un individu un citoyen à la place d'un ensemble de droits et de devoirs garantissant la liberté d'accepter de se faire vacciner ou non. C'est à partir de cette hérésie pandémique que des travailleurs ont perdu leur emploi au motif qu'ils refusaient de se faire vacciner, alors que d'autres ont perdu le sens de leurs obligations déontologiques. Les deux cas ont été observés dans les hôpitaux. Plusieurs soignants rétifs aux vaccins ont été licenciés par des hôpitaux en France, alors que d'autres soignants vaccinés ont marqué leur exaspération devant leur obligation de traiter des malades de Covid-19 non vaccinés. Une rupture déontologique et éthique a été provoquée à ce niveau par la pandémie étant donné qu'un soignant n'a pas à changer d'attitude face à un malade selon que celui-ci est vacciné ou non[107]. La preuve d'une pandémie qui

---

[105] Macron, E. (2022), « Covid-19 : Emmanuel Macron assume sa stratégie d'"emmerder" les non-vaccinés », *Le Monde*, 4-5 janvier 2022.

[106] *Ibidem*.

[107] Lutaud, B. (2022), « Vaccins : une partie du corps médical a quitté la déontologie et l'éthique pour sombrer dans la morale », *Le Figaro Science*, *Figaro.fr*.

contamine et altère l'esprit déontologique des soignants est donnée par cette déclaration de monsieur Grimaldi, professeur émérite au CHU Pitié-Salpêtrière : « Les non-vaccinés devraient pouvoir dire s'ils souhaitent ou non être réanimés[108]. » Le fait d'être vacciné ou non vacciné ne devrait-il pas garder, pour un soignant, le seul statut d'une information qui le guide dans la façon dont le malade doit être pris en charge au lieu de devenir un péché capital qui fait du non-vacciné un banni des soins hospitaliers ? Le pandémisme ne devient-il pas, à travers le tout au vaccin, la base de la promotion d'une sorte de *drug society* au sens d'une société complètement médicalisée où ceux qui contestent cet état de choses sont exclus du droit à la santé ?

Cette question est d'autant plus cruciale que plusieurs centres de transplantation cardiaque aux États-Unis (Boston), en Belgique et en France ont décidé d'exclure des patients prioritaires ceux des patients qui l'étaient mais se sont avérés être non vaccinés contre le Covid-19. La raison évoquée est, de prime abord, médicale : « Les patients qui viennent d'être greffés doivent prendre des médicaments immunosuppresseurs dans le cadre du traitement antirejet du nouvel organe présent dans le corps. Conséquence : ils sont très affaiblis et risquent de développer des infections graves, dont celles liées au Covid-19. Encore plus sûrement s'ils ne sont pas vaccinés[109]. » Cette explication ne résiste pas longtemps à la rupture éthique et déontologique qu'entraîne le pandémisme au sens d'une gestion du Covid-19 en interaction avec les méthodes de gestion organisationnelle de la modernité néolibérale. Nous sommes ici en présence d'une pratique médicale complètement

---

[108] Le Figaro Science avec AFP (2022), « Les non-vaccinés devraient pouvoir dire s'ils souhaitent ou non être réanimés », 3 janvier 2022.

[109] Cazenave, F. (2022), « Covid-19. En Belgique, les non-vaccinés ne peuvent plus bénéficier de greffe », *Ouest-france.fr*, 27 janvier 2022.

pénétrée des principes de rareté, d'efficacité, d'utilité et de pénalité. Les greffons sont rares et le principe de rareté commande que seuls ceux qui représentent le moindre risque de rejet en bénéficient. C'est la condition *sine qua non* pour que la greffe soit efficace et donc utile en gardant en vie celui qui en bénéficie. Il est cependant difficile de ne pas voir à travers ces explications une dissimulation d'une politique hospitalière pro-vaccinale et non automatiquement pro-vie étant donné que nous sommes dans un Occident où l'euthanasie est pratiquée, où des salles de shooting sont aménagées et où l'industrie de la nicotine est florissante sans qu'on assiste à l'exclusion des soins médicaux de leurs adeptes. Autrement dit, comment peut-on soigner celui qui a tenté de se suicider, celui qui est découvert en situation d'overdose à la cocaïne et celui qui a fait un accident en état d'ivresse au volant de sa voiture, et refuser une greffe de cœur à un malade qui refuse de se faire vacciner alors que les deux sont exactement au même niveau d'information et de responsabilité sur les conséquences de leurs décisions ? Les greffons doivent-ils obéir aux critères économiques de rareté, d'efficacité et d'utilité ou alors être considérés comme des dons que la société se fait à elle-même et dont doivent bénéficier tous les malades prioritaires, vaccinés ou non ? Doit-on bénéficier des soins de santé uniquement parce que ces soins vont nous éviter de mourir ou tout simplement parce qu'on y a droit en tant que citoyen ? Le fait que le pandémisme ait entraîné des choix entre malades à soigner et malades à ne pas soigner suivant qu'ils étaient vaccinés ou non, alors que la vaccination n'est pas obligatoire, montre que la société pandémique moderne a fait du citoyen vacciné le citoyen modèle et du vaccin un prérequis du droit équitable aux soins. Le pandémisme a mis les non-vaccinés dans une sorte de cité punitive où le réfractaire au vaccin contre le Covid-19 devient un infracteur qu'on doit impressionner pour le dissuader de refuser le vaccin. Il va sans dire que refuser les greffons aux malades prioritaires mais non vaccinés alors qu'ils ont toute l'information sur ce que cela peut entraîner sur leur santé est à la fois une discrimination des non-vaccinés dans l'accès aux soins et une négation de leur liberté de choisir le niveau de risque qu'ils sont prêts à assumer, comme le fait celui qui continue de fumer malgré tout ce qu'il sait du lien entre cet acte et la probabilité de développer un cancer mortel. Dans le cas d'espèce, le pandémisme entraîne une rupture entre éthique et efficacité. Il brandit le vaccin comme un totem de vie éternelle capable d'éviter aux Hommes de mourir.

Le pandémisme a en effet fait naître une catégorie de soignants qui, devant la charge de travail et la dualisation de la société en pro- et anti-vaccins, discriminent les malades selon qu'ils sont « bons citoyens » (vaccinés) ou « mauvais citoyens » (non-vaccinés). C'est comme si lorsqu'un chauffard alcoolique arrive aux urgences, il n'est pas pris en charge sérieusement par les urgentistes parce qu'il aurait fauché deux passants avec des grammes d'alcool en surplus dans le sang. Tout se passe en société pandémique moderne comme si le politique, dans sa volonté de vacciner tout le monde, avait mis le système de santé dans une direction qui n'est plus celle de soigner les populations mais de les pousser à se faire vacciner à la fois pour leur santé et pour épuiser les stocks de vaccins constitués contre la pandémie pour atteindre un chiffre politique élevé : un nombre élevé de vaccinés par rapport au total de la population. C'est une société où le vaccin, c'est-à-dire le préventif, remplace le soin curatif : on ne soigne pas les individus de la pandémie mais on permet aux sociétés pandémiques de vivre avec la pandémie en limitant, via les vaccins, ses dégâts dans les organismes individuels et le corps social.

D'où le fait que le pandémisme est une société moderne du tout vaccinal où, face à l'urgence sanitaire, le réflexe de soigner se perd face au réflexe de sécuriser, comme le confirme Emmanuel Macron en affirmant : « La ligne est simple : c'est vaccination, vaccination, vaccination, et pass vaccinal[110]. » Ledit réflexe sécuritaire est si important que tout est mis à son service, y compris les pages nécrologiques. Il n'est pas anodin de noter que, lors de la cinquième vague dès décembre 2021, en Belgique comme en France, les journalistes précisèrent pendant les informations, et cela jamais comme auparavant, que telle personne ou telle autre personne était décédée de Covid-19 sans oublier d'assener qu'elle n'était pas vaccinée, comme si être vacciné était un antidote contre la mort. Tout se passe en société pandémique moderne comme si les politiques, les scientifiques, les médias officiels, les hôpitaux et la psychose ambiante exploitaient toute information disponible pour faire la promotion des vaccins. Pourquoi la même précision sur le statut vaccinal du décédé n'existe-t-elle pas dans les pages nécrologiques en temps normal où les mêmes journalistes auraient pu insister sur le fait que telle personne est morte d'un cancer parce qu'elle fume depuis longtemps et qu'elle avait refusé d'arrêter de fumer malgré les avertissements de l'État que fumer tue ? Cette nouvelle façon d'informer qui relève de la déformation par la pandémie de l'art d'informer est une autre caractéristique majeure du pandémisme.

Les célèbres frères Bogdanoff, morts à six jours d'intervalle, ont été la preuve de l'exploitation des pages nécrologiques d'hommes et de femmes célèbres pour fustiger les anti-vaccins. Alors que leurs familles proches n'avaient fait aucun commentaire après la mort des deux célèbres vulgarisateurs des recherches en physique,

---

[110] « Covid-19 : Emmanuel Macron décidé à emmerder les non-vaccinés jusqu'au bout », *Sudouest.fr*, cité *supra*.

les médias français ont cru très important de signifier au journal télévisé de vingt heures qu'ils étaient morts de Covid-19 sans omettre de préciser qu'ils n'étaient pas vaccinés. C'était là un message subliminal envers les non-vaccinés en guise de : voilà ce qui vous attend si vous continuez à refuser les vaccins. On apprendra plus tard que les frères Bogdanoff n'étaient pas anti-vaccins mais des Hommes qui n'avaient pas été souvent malades, qui se considéraient en très bonne santé et se soignaient uniquement par des médecines douces.

La société du tout vaccinal créée par cette manipulation de l'opinion à travers une exploitation orientée des pages nécrologiques entraîne aussi la perte de la signification des chiffres. C'est un autre signe du pandémisme. S'agissant des doses de vaccins aux effets immunisants de durée déclinante, la signification habituelle des chiffres change. En termes économiques, on dirait que les nouveaux types de vaccins ont une utilité marginale décroissante mais positive à partir de la deuxième dose. C'est-à-dire que la durée de l'effet immunisant de la quatrième dose est plus faible que celui de la troisième dose, plus faible que celui des deux premières doses. Il en découle que le pandémisme est aussi la naissance d'une société moderne obsolescente – autant que l'obsolescence rapide des vaccins – et dont des habitants sont des dopés aux vaccins contre le Covid-19, étant donné qu'une telle société rend réel et ordinaire un post-humanisme constitué d'hommes, de femmes et d'enfants augmentés biologiquement, c'est-à-dire dont la résistance immunitaire est augmentée via des vaccins que l'on consomme désormais comme des friandises sans limites ni limitation scientifique des doses. Le pandémisme, c'est donc le tout vaccinal (première, deuxième, troisième, quatrième dose...) comme solution de sortie de la pandémie, le tout confinement (premier, deuxième, troisième confinement...) comme régulation des corps et des espaces, le tout traçage avec le QRcode comme sésame numérisé du citoyen moderne, le tout pass vaccinal comme SAS de la nouvelle mobilité citoyenne, le tout *cloud* sous forme de banque de données sanitaires dont la gestion remplace celle de la société, et le tout contamination par vagues qui font naître une société dont la vie est indexée sur les vagues de contamination suivant les mutations du virus (première, deuxième, troisième, quatrième, cinquième vague...).

Le pandémisme comme régulation des corps, des espaces et du temps par les politiques antipandémiques peut être illustré par le centre de vaccination marqué par la discipline, les corps, la microphysique du pouvoir et les espaces-temps hétérotopiques.

En France, en Belgique, en Allemagne et en Hollande, les centres de vaccination, en dehors des hôpitaux et pharmacies, ont très souvent ressemblé à d'immenses ateliers, hangars et bâtiments en matériaux définitifs ou provisoires installés en périphérie des villes. Un fléchage rigoureux et parfois encadré par des barrières Nadar y oriente les citoyens candidats au vaccin. Chaque citoyen·ne devant être vacciné·e passe ainsi par une première station où un agent sanitaire contrôle son identité (nom, prénoms, date et lieu de naissance) et l'effectivité du rendez-vous qui explique sa présence en ces lieux. À une deuxième station, d'autres agents sanitaires lui indiquent où aller et dans quelle cellule pénétrer pour recevoir le vaccin. Là, un infirmier ou une infirmière l'attend, lui demande de prendre place et de dénuder une épaule où est injecté le vaccin après avoir échangé ou non quelques mots. La quatrième station est un stand informatique où d'autres agents sanitaires après un nouveau contrôle d'identité confirment que la personne vaccinée en est à sa première, deuxième ou troisième dose de vaccin. Enfin, la cinquième et dernière station consiste à prendre place dans une vaste salle où sont disposées des chaises séparées les unes des autres à une distance d'un mètre cinquante. Le/La désormais « bon·ne citoyen·ne » vacciné·e doit attendre pendant quinze minutes avant de pouvoir s'en aller.

Chaque Homme étant une entité cognitive et un espace-temps dynamique dans son activité quotidienne, le centre de vaccination se présente ainsi comme la forme réduite d'une société disciplinée (suivre le fléchage, un citoyen après l'autre et d'un poste à l'autre dans l'ordre préétabli, obéir aux instructions des agents sanitaires en uniformes fluorescents), surveillée et contrôlée (chaque station fonctionne comme un sas de sécurité, avec contrôle d'identité et de l'état vaccinal, contrôle du temps passé entre deux doses ou temps d'attente avant de quitter le centre de vaccination) et idéalisée par la société pandémique moderne au sens d'une communauté de vaccinés. Autant, suivant Michel Foucault[111], la société disciplinaire donne naissance à la prison, autant la société pandémique moderne donne naissance au centre de vaccination comme un maillon essentiel de son système disciplinaire, dont les instruments politiques sont le confinement et les autres gestes barrières faisant du pouvoir disciplinaire une nouvelle technique de gestion des corps. Un centre vaccinal n'est rien d'autre qu'une rationalisation de la gestion de l'espace, du temps et de l'activité humaine à travers la gestion des corps entendus comme entités cognitives et des espaces-temps dynamiques au sein desquels s'installent le pouvoir scientifique et ses volontés politiques via l'inoculation du vaccin contre le Covid-19.

À travers ce vaccin, le pouvoir n'a jamais été aussi concret dans et sur les corps. Il n'a jamais autant codifié la société en corps

[111] Foucault, M. (1975), *Surveiller et punir*, Paris, Gallimard.

vaccinés et non vaccinés à travers un décodage/recodage biologique exigé des corps par la lutte antipandémique. Un centre de vaccination est en fait un centre de recodage biologique, cognitif et spatio-temporel dont l'ensemble recode l'individu et, de proche en proche, le reste de la société de façon similaire (les vaccinés) ou différente (non vaccinés). C'est aussi un centre d'archivage des données pandémiques qui font de la société pandémique moderne un ensemble de *data* à travers lesquels elle est régulée à distance par la gestion des stocks et des flux d'informations pandémiques numérisées. Cela construit une identité entre le pandémisme et le « cloudisme »[112] au sens de systématisation et de centralisation du *cloud* comme nouveau facteur de production du capitalisme de surveillance et de régulation des pandémies modernes. Le centre de vaccination, c'est aussi un espace-échangeur à travers les multiples signaux et possibilités de déplacement qu'il donne au citoyen candidat à la vaccination. Espace-échangeur qui devient obligatoirement un espace-transformateur à travers un fonctionnement en mode machine à sous ou en mode matrice entrée/sortie qui fait du citoyen candidat à la vaccination une personne dont l'identité biologique d'entrée est différente de l'identité biologique de sortie. Dès lors, inviter toute la société à se faire vacciner revient à l'inciter à passer dans ce transformateur biologique, cognitif et spatio-temporel afin qu'elle devienne une *drug society* compatible avec la lutte antipandémique. Cette lutte mobilise de ce fait toute la microphysique et la mésophysique du pouvoir. L'infiniment petit du pouvoir politique, c'est la minuscule seringue que l'infirmier/infirmière enfonce dans votre épaule sans aucune

---

[112] Nous formons le substantif « cloudisme » à partir du mot anglais *cloud* au sens d'ensemble de solutions de stockage distant, encore appelé « nuage informatique » ou « nuage d'informations ».

douleur, c'est aussi le produit chimique constitutif du vaccin, un produit invisible à l'œil nu, injecté dans votre chair pour y déposer un agent chimique de disciplinarisation organique qui s'installe et installe ainsi le pouvoir exécutif dans vos propres organes et leur fonctionnement. Le vaccin reprogramme l'espace-temps organique interne du corps humain dont les effets influencent la gestion de l'espace-temps culturel, cognitif et sociétal. D'où une politique de dressage des corps qui fait du centre de vaccination une enclosure où, comme du bétail, des corps sont orientés et dressés contre la pandémie pour en sortir comme corps-barrières à la fois contre le Covid-19 et le reste de la société non vaccinée. Le centre de vaccination est aussi un lieu où la modernité néolibérale entre en dialogue avec le pandémisme et donne naissance à une hétérotopie sous une forme multiple et paradoxale se déclinant comme un monde pur (tout le monde est vacciné au moins une fois), selon une collectivisation des règles (tout le monde passe par les mêmes normes préétablies) et une individualisation très poussée (personne ne communique avec un autre dans les grandes salles d'attente après s'être fait vacciné, personne ne parle, tout le monde écoute son corps avec souvent les yeux plongés vers son téléphone portable), doublée d'un appauvrissement identitaire (tous et toutes ne sont rien que des corps vaccinés). Le centre de vaccination joue, dans la société pandémique moderne, le rôle disciplinaire et incubateur que la fabrique et l'atelier jouèrent dans l'annonce et la préparation de la société industrielle.

Enfin, le centre de vaccination est un centre de calculs. Dans un monde moderne où les nombres ont pignon sur rue à travers les statistiques économiques (croissance, inflation, chômage, dette…), politiques (sondages) et financières (cotations financières) qui font la pluie et le beau temps politique et économico-social, l'enregistrement des vaccinés qu'opère le centre de vaccination permet de connaître le nombre de non-vaccinés et donc le niveau d'effort politique qui reste à accomplir pour atteindre les objectifs chiffrés d'une société pandémique moderne hors de danger par rapport au virus. Cet effort supplémentaire s'obtient via une simple soustraction du nombre de vaccinés du total de la population en âge d'être vaccinée vivant sur le territoire national. Le centre de vaccination est donc le lieu par excellence où la statistique comme science de l'État et de son fondement (compter, classer, typifier, catégoriser, archiver...) fait bon ménage avec les chiffres boursiers des multinationales pharmaceutiques qui ont financé la recherche des vaccins et ont augmenté les prix de ceux-ci dès la fin des deux premières doses. Un centre de vaccination plein n'est donc pas seulement le bras sanitaire d'un État qui poursuit son objectif sanitaire d'avoir une population majoritairement vaccinée, mais aussi un levier d'investissements financiers d'ordre privé étant donné qu'il induit une hausse du chiffre d'affaires, des marges bénéficiaires et des indices boursiers des multinationales pharmaceutiques dès lors que chaque citoyen vacciné l'est parce qu'une dose a été payée pour lui par l'État vaccinateur. Celui-ci a injecté dix milliards de doses de vaccins à travers le monde au 21 janvier 2022, installant ainsi le pouvoir scientifique et politique dans le corps biologique des citoyens. Cela ne peut laisser l'Homme et son environnement indemnes lorsqu'on tient compte du SUI. Cette statistique politique se transforme en statistique financière pour le big pharma et ses sous-traitants dont les chiffres sont ainsi reliés positivement à ceux des institutions politiques dans une alliance qui se concrétise entre État néolibéral, État vaccinateur, marché de la santé et multinationales pharmaceutiques. C'est aussi à ce niveau qu'apparaissent, non seulement la logique des pompes funèbres des actifs financiers pandémiques (plus l'épidémie exige des doses de vaccins supplémentaires plus les actifs pandémiques en bourse augmentent leur valeur financière), mais aussi l'opportunisme financier glouton et amoral des multinationales pharmaceutiques qui, alors que les doses supplémentaires de vaccins n'engagent pas des coûts de recherche supplémentaires comparables à ceux de la recherche de vaccins mais juste ceux insignifiants nécessaires à une duplication d'une molécule chimique déjà connue, n'hésitent pas à augmenter les prix des vaccins. Pure réalité économique cynique en société pandémique moderne : dès qu'une demande devient supérieure à l'offre, les prix augmentent même s'il s'agit d'une question vitale comme une pandémie. Le pandémisme se traduit ici par le fait que le centre de vaccination devient automatiquement un acteur politico-financier qui relie l'État vaccinateur, les bourses de valeurs mobilières, le capital public et le capital privé en vaccinant des citoyens qui deviennent des éléments essentiels d'une chaîne de valeurs capitalistico-sanitaires où c'est le concepteur des vaccins qui gagne financièrement lorsque les gains sanitaires des citoyens demeurent incertains étant donné le caractère provisoire et dégressif des effets immunitaires des doses successives de vaccins...

Cependant, confrontées à l'urgence de construire des écosystèmes humains durables, nos sociétés contemporaines ont besoin d'une éthique des chiffres dans tous les domaines. Nous devons inventer une numérisation durable parce que compatible avec des écosystèmes humains durables. La civilisation moderne doit inventer une philosophie politique des chiffres en phase avec les exigences des écosystèmes humains durables dont l'urgence est réactualisée par le Covid-19. Cette conviction s'est installée en nous durant les mois de janvier-février 2022 alors que nous achevions la dernière chronique de cet ouvrage. Le variant

Omicron s'étant montré plus contagieux mais moins meurtrier que ses devanciers, de nouveaux chiffres avaient ravi la vedette au nombre de morts alors que le monde enregistrait toujours un nombre de décès équivalent à plusieurs crashs d'avions par jour. Mais on ne comptait plus ces morts-là. Ce qui désormais intéressait le monde à travers médias interposés, c'était le nombre de vaccinés, le nombre de non-vaccinés, le nombre de non-vaccinés en réanimation, le nombre de contaminés à Omicron mais non malades...

L'État vaccinateur était soudain atteint d'amnésie nécrologique et d'hypermnésie vaccinale. La priorité de notre civilisation avait changé et, avec elle, les chiffres importants à nos yeux. L'État vaccinateur ne voulait plus compter les morts, synonymes des chiffres qui nous rendent malheureux et anxieux, mais uniquement faire des statistiques heureuses, c'est-à-dire celles qui donnent et renforcent l'espoir de sortie de la crise sanitaire. Trois phénomènes méritent ici d'être mis en exergue.

Premièrement, le dysfonctionnement cognitif mis en évidence par de nombreux chercheurs chez l'Homo Sapiens entre le cortex (zone plus récente de notre cerveau qui comprend et explique les choses) et le striatum (zone plus vieille de notre ancien cerveau de chasseur-cueilleur) où se construisent les motivations, les émotions et les décisions. Le cortex se rend compte que le monde enregistre encore en janvier-février 2022 un nombre de morts équivalent à plusieurs crashs d'avions par jour, mais le striatum reprend le dessus en sécrétant des hormones qui invitent les Hommes à penser à ce qui va mieux et qui peut nous rendre heureux, moins désespérés et moins désespérants. C'est le même mécanisme qui, en dehors de plusieurs intérêts économiques et leurs contradictions, bloque l'action décisive sur la construction des écosystèmes humains durables. Une éthique des chiffres aiderait le monde à échapper à ce biais cognitif entre deux cerveaux de génération différente afin de ne pas couvrir des chiffres négatifs à la vie par ceux positifs à la vie. C'est uniquement dans ce cas qu'on pourrait servir la vie dans son entièreté...

Deuxièmement, la civilisation moderne perd aussi de vue, et cela volontairement ou non, que les chiffres positifs que le cortex met en avant (le nombre de vaccinés par exemple), pour échapper à la morosité ambiante, sont très souvent les causes dans d'autres domaines des chiffres négatifs cachés par le striatum. Le nombre de vaccinés en hausse renforce en fait des indices boursiers pandémiques qui, eux-mêmes, renforcent la marchandisation de la santé et des politiques y afférentes. L'éthique des chiffres à laquelle nous appelons devrait donc être capable d'établir des corrélations entre des chiffres positifs en bourse de valeurs mobilières et la hausse des chiffres négatifs dans le domaine du chômage, de la pauvreté, des inégalités, de la violence de genre, de la santé, de la dégradation des conditions de travail ou de la destruction de l'environnement. En d'autres termes, une éthique des chiffres devrait aboutir à une mise en examen continue et drastique des chiffres de façon à en connaître la portée sous la contrainte de la grammaire numérique et statistique qu'impose la reproduction durable des écosystèmes humains.

Troisièmement, le pandémisme s'est concrétisé par le fait que la société pandémique moderne a renforcé une tendance déjà lourde dans les sociétés modernes. Cette tendance lourde est la privatisation de la mort[113]. Le sociologue anglais Geoffrey Gorer le démontre déjà dans son essai *Death, Grief and Mourning in*

---

[113] Buisson, P. (2021), *La fin d'un monde : une histoire de la révolution petite-bourgeoise*, Paris, Albin Michel.

Contemporary Britain[114] où il souligne le fait que les pays anglo-saxons de confession protestante se caractérisent (en 1965) par un drastique processus de privatisation de la mort dans le but de la soustraire de sa dimension sociale, publique, spirituelle et donc finalement des espaces publics. Ainsi, les chiffres des morts du Covid-19 qui disparaissent des journaux télévisés dans la période janvier-février 2022 au profit des chiffres de vie (le nombre de vaccinés), alors que le monde enregistre encore un nombre de morts correspondant à plusieurs crashs d'avions par jour, sont la manifestation chiffrée d'un langage euphémique et de dissimulation de la mort de plus en plus répandu dans les sociétés occidentales modernes où la mort semble désormais innommable et cachée : « Il est parti », « il nous a quittés », « il s'est éteint » ont remplacé les verbes plus concrets comme « décéder », « trépasser » ou « périr »[115]. Le langage militaire n'est pas en reste puisque le meurtre de civils lors d'une opération ou d'une bévue militaire se nomme « dégâts collatéraux » alors que le meurtre d'un ennemi décrété se désigne par le terme incolore et inodore de « cible neutralisée ». Il en découle que la pandémie a renforcé cette tendance dans trois directions principales :

- d'abord une pornographie du corps vivant, c'est-à-dire du corps vivant que l'on dissimule à l'aide de gants, de masques, de visières et à travers le confinement ;
- ensuite une pornographie du corps mort de Covid-19, renforcée par le fait que ce corps mort est le siège de miasmes contagieux ;

---

[114] Gorer, G. (1965), *Death, Grief and Mourning in Contemporary Britain*, London, Cresset Press.
[115] Buisson, P. (2021), *La fin d'un monde*, *op. cit.*

- enfin, une privatisation renforcée des obsèques à cause d'un virus présent dans les corps morts dont le traitement post-mortem n'est plus du ressort de la famille, de la communauté des chrétiens et de la société, mais des experts sanitaires de la lutte contre le Covid-19 faisant partie de la politique sanitaire de l'État vaccinateur.

Avec le Covid-19, des obsèques qui, en Occident, se déroulent très souvent dans la plus stricte intimité n'étaient plus uniquement de l'ordre du souhait d'une famille au sein d'une société sécularisée où la mort perd sa dimension spirituelle pour devenir un simple phénomène biologique, mais aussi des moments soumis à une contrainte de l'ordre public sanitaire de l'État vaccinateur. La stricte intimité des obsèques était devenue si stricte que l'intimité des experts des corps morts a mis de côté l'intimité des familles du défunt, parfois non autorisées à revoir les corps morts des leurs. La société pandémique moderne renforce ainsi la pornographie de la mort et la thanatophobie de la société occidentale moderne dans une dynamique où les chiffres tus de la mort et les termes euphémiques utilisés pour la désigner font chorus. Vouloir faire disparaître la mort de l'espace public, vieux rêve de la société occidentale moderne, se conjugue allègrement avec la volonté de vacciner tout le monde dans le but de façonner une société immunisée contre la mort infligée par le Covid-19, une société de vie éternelle procurée par la science en lieu et place de la vie éternelle promise par le souverain divin.

Pour mesurer le décalage entre l'ampleur du pandémisme et la signification de la mort dans une société occidentale sécularisée et dans une société africaine présécularisée, parcourons le récit du journaliste camerounais Joël Kouam, correspondant de la BBC à Douala, capitale économique du Cameroun, le 17 mai 2020 :

« Le Pasteur Franklin Ndifor, fondateur de l'église Kingship Ministry basée à Bonaberi dans le quatrième arrondissement de Douala, est décédé samedi des suites du Covid-19. Le quartier Bonaberi a connu une folle journée dès l'annonce du décès de l'ancien candidat à l'élection présidentielle de 2018 au Cameroun. Le médecin légiste et l'équipe venus de l'hôpital de district de Bonassama[116] vont constater une mort due au coronavirus. Ils feront appel aux autorités pour la confirmation des faits. Mais chose curieuse, à l'arrivée des autorités, la famille s'enferme et se barricade avec le corps. La famille décide de contester le verdict du médecin légiste, elle décide de garder le corps car elle croit en la résurrection de ce dernier. La maman du pasteur va s'enfermer avec le corps seule dans sa chambre, indiquent plusieurs sources sur place. Des séances de chants et prières dans la maison mortuaire ont lieu pour ramener à la vie le pasteur décédé. Après moult négociations et un refus de la famille, les autorités décident de faire appel aux forces de l'ordre, dont des gendarmes et la police qui encerclent le domicile. À 17h30 la pression monte, la famille retient toujours le corps, alors la police sort les grands moyens. Des véhicules anti-émeutes sont déployés sur le terrain, la police disperse les adeptes. C'est vers 18h45 que la police et la gendarmerie vont entrer de force dans la maison barricadée, avec les équipes de désinfection et d'intervention rapide du Centre de Covid-19 de Douala. Jusque-là des négociations sont encore engagées avec la famille en vain. À 19h le gaz lacrymogène est lancé dans la maison pour faire sortir les amis et familles, finalement tous seront évacués vers 19h15.

[116] Un quartier de Douala au Cameroun.

> Selon des sources policières, le corps récupéré sera placé dans une housse et conduit sous forte escorte au cimetière de Bonaberi[117] pour inhumation sous la surveillance des forces de sécurité. Pour l'instant aucune information n'a été donnée sur le sort réservé à ceux qui ont été en contact avec le corps du pasteur qui a été déclaré mort de suite de Coronavirus[118]. »

Dans cette scène, la mort reste collective, sociale et hautement spirituelle au sein d'une communauté de chrétiens liés ici-bas et dans l'au-delà par la même espérance. La mort n'est pas une simple question biologique et scientifique provoquée par l'arrêt du fonctionnement des organes vitaux qui maintiennent l'être humain en vie. La mort reste et demeure le début et l'espoir d'autre chose. Même si nous nous situons dans le cadre d'une église néo-évangélique pouvant hypertrophier les comportements décrits par le journaliste, l'écart entre ces fidèles et le reste d'une société africaine largement christianisée/islamisée et présécularisée est très faible. D'où le fait que le Covid-19 n'a été que très peu redouté par une société africaine qui pense qu'un virus est capable de peu de choses face à la volonté de Dieu/Allah. Le souverain divin et sa promesse de vie éternelle restent ainsi solidement ancrés dans les imaginaires subsahariens et les précautions régulationnelles prônées par le souverain civil (l'État) pour endiguer l'épidémie ne sont que très peu respectées. Ce qui explique ici l'intervention musclée des forces de l'ordre pour récupérer la dépouille du pasteur afin de procéder à un enterrement sécurisé suivant les règles sanitaires officielles.

---

117 Un quartier de Douala au Cameroun.

118 Kouam, J. (2020), « Franklin Ndifor : des fidèles tentent de ressusciter le pasteur décédé du Covid-19 », correspondance à la BBC le 17 mai 2020 à Douala.

Ces informations pandémiques à dimension humaine ne sont rien comparativement aux flux d'informations générés par le SUI au niveau duquel le monde doit penser la crise de la durabilité. Celle-ci, en suivant les travaux du physicien Nassim Haramein, ne peut être résolue que si les Hommes travaillent ensemble pour comprendre, maîtriser et mieux exploiter l'énergie gigantesque que le SUI offre à la terre à travers le vide qui constitue 99,9999 pour cent de la matière. Seule l'intrication informationnelle, fonctionnelle et substantielle depuis le niveau quantique jusqu'au niveau cosmologique permet de se rendre compte que le pandémisme dont nous parlons ne concerne pas que les effets du Covid-19 comme éléments structurants de la vie des sociétés modernes, mais aussi les questions écologique, climatique et des inégalités. Une approche comme celle de Luhmann est complètement disqualifiée dans un tel horizon car elle ne prend pas en compte ce que révèle la société pandémique moderne, à savoir la multiplicité des liens, des temps et de leurs mémoires qui cohabitent et s'influencent mutuellement à travers les flux et reflux incessants d'informations d'où découle l'état du monde.

Même la langue française s'en trouve contaminée car, au moment où j'écris les dernières lignes de ce texte, « le Covid-19 » et « la Covid-19 » se disputent la première place de l'expression correcte autant que l'expression « pass vaccinal » ou « passe vaccinal ». Le pandémisme, c'est aussi la contamination des lexiques grammaticaux par le Covid-19.

Postface
Amougou, ou Le vocabulaire de la multi-conscience, de la violence et du souffle

Jeremie Piolat

J'aurais pu présenter un résumé de ce nouveau livre de Thierry Amougou. J'aurais pu m'arrêter sur une partie que j'aurais perçue comme la plus parfaitement représentative du reste de l'ouvrage. J'aurais pu livrer une synthèse de ce qui me semblait être les propos fondamentaux du livre puis, à la suite, lui confronter en écho mes propres réflexions et analyses ou du moins celles qui venaient de m'être inspirées ou rappelées.

Mais je me contenterai d'évoquer un seul – mais combien central – aspect de ce nouveau livre de celui qui s'autonomme, avec ironie et tant de justesse, un « économiste hétérodoxe » ; aspect sans lequel aucun des propos du livre ne pourrait exister ; aspect qui est déjà en soi tout un propos : les mots d'Amougou. Ou plutôt, son vocabulaire. J'aurais pu parler des « formules », de « l'écriture », du « rythme » d'Amougou. Mais « vocabulaire » est le premier mot qui m'est venu à l'esprit en pensant au livre avec lequel je venais de me brûler l'esprit et les sens. Oui. Le vocabulaire. C'est-à-dire la densité, l'enchaînement, l'étreinte, le côte à côte des différents mots convoqués par l'auteur, la manière dont il les met en présence et en lien. C'est là la première spécificité et singularité d'Amougou qui me saute aux yeux, depuis la première fois, la seconde ou la troisième fois où je l'ai lu et, plus encore, au fil de son nouvel écrit. Chez Amougou, dans ses formules, dans son vocabulaire, il y a comme l'impression d'un mot toujours en plus, d'une conscience supplémentaire ajoutée.

Le phénomène est perceptible chez plusieurs grands auteurs africains, afro-américains ou afro-européens ou Noirs si l'on préfère, notamment chez Mbembe ou Ajari, pour parler des plus récents. Mais chez Amougou, et plus spécifiquement dans le livre présent que j'ai l'honneur de postfacer, le principe me semble poussé à son comble. Il y a toujours un mot en plus, et avec chacun de ces mots ajoutés, un morceau de conscience ou une conscience supplémentaire. À la conscience classiale de l'économiste s'ajoute celle de l'écologie ou plutôt d'un rapport social, subjectivant à la nature, au vivant non humain comme dirait le philosophe David Abram. À la conscience des complexités de la nature évoquées s'ajoute, évidemment, celle, multiple également, de la race, c'est-à-dire de la défiguration raciale : la conscience de l'auteur, désormais Européen, ayant d'abord grandi et vécu au Cameroun, la conscience de l'Afro-Européen, la conscience du Noir, du Noir d'Afrique et du Noir d'Europe. Le vocabulaire d'Amougou est un entrelacs de consciences. Une conscience émerge et soudain – à peine a-t-on saisi son évocation – une autre surgit, puis encore une autre.

Lisez par exemple, et relisez une fois, deux fois, dix fois cette phrase au sein de laquelle Amougou nous rappelle à « la preuve que le coronavirus vient ajouter de la misère dans la vie déjà difficile des pauvres, des défavorisés historiques et de ceux dont la vie ne compte pas ». Imprégnez-vous des formules et des mots d'Amougou, de leur rencontre, de leur juxtaposition.

« Coronavirus », « misère », « pauvres » mais aussi, comme le formule l'auteur : « défavorisés historiques ». En une seule phrase viennent l'épidémie, le capitalisme et ses ravages, les exploités et les esclavagisés, les colonisés, les néo- ou post-colonisés, les Noirs et les racisés.

Imprégnez-vous et répétez cet autre passage :

« I can't breathe! Ce n'est pas l'assistance respiratoire d'un malade du Covid-19 qui lâche et ne peut plus le sauver de la lévitation de son esprit vers un ailleurs-monde. Ce ne sont pas des poumons qui sont détruits par le Covid-19 et n'assurent plus leur fonction organique. C'est l'acte vital de respirer qui est ôté à un Noir par un Blanc, une banalité dans l'histoire américaine, un détail dans les rapports Occident-Afrique, comme en témoigne aujourd'hui une Méditerranée saturée de tonnes d'ossements de nègres dont les derniers mots engloutis par les flots marins ont certainement été I can't breathe ! »

Lisez et relisez ce passage. Et c'est toute l'histoire et le présent, leur mémoire, à la fois historique et sensible, qui s'invitent et s'évoquent en vous : la redoutable mécanique dévoreuse du Covid-19 sur les chairs humaines. Et pendant ce temps-là : la violence policière aux États-Unis ou en Europe, notamment en Belgique et en France, où l'on meurt des gestes et techniques de la police. Le besoin d'air. Le droit de vivre, de savoir qu'on ne sera pas tué parce qu'on s'est mal garé, parce qu'on roulait en scooter sans casque, ou pour toute autre « non-raison », là où d'autres, non racisés, ne meurent pas. La violence policière euro-américaine et au-delà européenne et blanche donc. Mais aussi, les rapports prédateurs Occident-Afrique, et les ossements que ces rapports font échouer et crier par milliers dans la mer.

Lisez et relisez et vous rencontrerez les émergences et complexités inouïes de ce que W.E.B. Du Bois appelait la double conscience, celle du racisé qui se sait, par expérience, être du monde mais en même temps problème du monde devenant soustraction possible du monde, éliminable, voué à de constantes offensives cherchant depuis plus de cinq siècles, en vertu de la magie de la race, à l'amoindrir, le tuer, le mutiler, l'affamer et raconter qu'il est sous-développé et en incapacité structurelle d'autarcie alimentaire, politique et technologique, entre autres. Toujours en vertu de la magie perverse de la race, de ce racisé, on cherche également à piller ses sols et ravager les beautés et complexités millénaires des natures qui l'environnent, à ignorer les modernités non eurocentrées des mégapoles dans lesquelles il tente de survivre, à confiner les Suds, Afriques, Amériques, Asies, dans le désastre sans fin.

Cette double conscience me semble devenir chez Amougou une multi-conscience à la fois pluriellement raciale mais aussi classiale et écologique. C'est cette multi-conscience qui rajoute toujours un mot, le mot de plus, le mot qui raconte le « trop », le « trop plein » de la violence séculaire à chaque jour reproduite ; multi-conscience, science et expertise de la complexité – avec ou sans appui académique – qui naît et pousse à même les cendres ardentes du désastre racial, colonial, postcolonial, écologique, et désormais – dernier présent et ravage de l'Anthropocène euro-centré exporté né de la volonté de soumettre le monde vivant humain ou non humain – pandémique.

Enfin, à toutes ces consciences vient s'ajouter celle de l'intime, du corps et de la chair souffrants, pandémisés.

Évoquant la « vie biologique et vie politique du virus », Amougou nous plonge dans ce que je nommerai l'organicité et la « charnellité » de la politique, là où le « guéris ou crève (ou finis en soins intensifs ou réanimation) » de la biopolitique devient la seule réponse à notre chair souffrante. Là où la chair du chiffre maltraite celle du corps et de l'expérience. Là où, enfin, la biopolitique a renoncé à soigner : elle maintient seulement en vie. Elle laisse le corps se débrouiller seul, se sauver ou s'ensevelir en son sein pris de panique immunitaire.

Thierry Amougou nous offre donc ainsi les pensées terribles et pourtant impitoyablement logiques du corps et de l'être en crise pandémique :

« Je pense qu'une maladie plus grave que le Covid-19 pour un Homme serait d'être malade sans maladie détectée. »

Alors vient le plus précaire espoir, celui de se savoir contaminé par la maladie, afin que cette dernière puisse au moins nous consoler en nous offrant une explication à notre état de santé violemment et soudainement décrépi.

Le vocabulaire d'Amougou est celui de l'Anthropocène fractal, traversant les espaces et les corps, de l'Anthropocène non abstrait mais situé, c'est-à-dire blanc, complexe : l'Anthropocène racial, inégal, inégalement réparti. Il est encore le vocabulaire de l'étouffement, de la chair carbonisée et mutilée d'où jaillit la capacité inimitable à dire le monde dans toute la complexité de sa violence, mais aussi, çà et là, de ses beautés encore vivantes ou détruites, des morts qu'il faut rallier à chaque espoir initié, et du souffle retrouvé, réclamé, et décidé, même au beau milieu de la tempête pandémique, à se préserver.

Table des matières

www.ingramcontent.com/pod-product-compliance
Lightning Source LLC
LaVergne TN
LVHW050639051026
849532LV00002B/450
* 9 7 8 2 8 0 6 1 0 6 7 5 9 *